U0231738

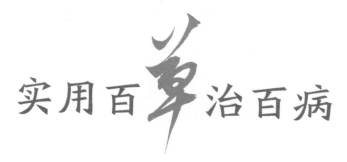

实用百草治百病

主　编

宋纬文

副主编

鲍红娟　向云亚

海峡出版发行集团
THE STRAITS PUBLISHING & DISTRIBUTING GROUP

福建科学技术出版社
FUJIAN SCIENCE & TECHNOLOGY PUBLISHING HOUSE

图书在版编目（CIP）数据

实用百草治百病 / 宋纬文主编 . —福州：福建科学技术出版社，2021.9（2022.5重印）

ISBN 978-7-5335-6469-8

Ⅰ.①实… Ⅱ.①宋… Ⅲ.①中药疗法－基本知识

Ⅳ.① R243

中国版本图书馆 CIP 数据核字（2021）第 090393 号

书　　名	实用百草治百病
主　　编	宋纬文
出版发行	福建科学技术出版社
社　　址	福州市东水路 76 号（邮编 350001）
网　　址	www.fjstp.com
经　　销	福建新华发行（集团）有限责任公司
印　　刷	永清县晔盛亚胶印有限公司
开　　本	889 毫米 × 1194 毫米　1 / 32
印　　张	7.5
图　　文	240 码
版　　次	2021 年 9 月第 1 版
印　　次	2022 年 5 月第 2 次印刷
书　　号	ISBN 978-7-5335-6469-8
定　　价	38.00 元

书中如有印装质量问题，可直接向本社调换

编者的话

中华本草，博大精深。中华本草从第一部本草学专著《神农本草经》到李时珍历时 27 年编纂而成的"中国古代百科全书"《本草纲目》，再到吴其濬的本草图谱《植物名实图考》，跨越了 2000 多年。这 2000 多年谱写了传统药物学的发展，也见证了中华民族与疾病的斗争历史。

中华医药，守正创新。中华本草是中医药的传承载体和发展脉络的体现。近现代的医家对本草也多有阐发和挖掘，如张山雷的《本草正义》，又如集全国中医药界集体智慧、多学科协作完成的巨著《中华本草》。在新冠肺炎的防治中，中医药人肩负使命，凸显了中医药不可替代的作用。中医药是世界文化遗产宝库中的一颗璀璨明珠，为中华民族的繁衍和世界人民的健康做出了重要贡献。

中医发展，恰逢其时。党的十八大以来，习近平总书记多次对中医药发展做出了重要论述，为新时代传承发展中医药事业提供了根本遵循和行动指南，出台了一系列相关政策，中医药的发展上升为国家战略并进入新的历史发展时期。

本草，是诗人笔下风姿绰约的存在，更是中医医生手中的救命"仙草"，具有文化与医药的双重属性。本系列图书"百草药苑"按药用部位分册，每册分别收载以全草、果、花等为药用部位的药用植物各 100 种，兼顾实用性与观赏性，图文并茂呈现本草特征，引经据典列述其药性与偏验方，希冀对百姓识中医、认草药有所帮助，对传播中医药文化有所裨益。需要提醒读者注意的是，本书所载草药知识仅供读者学习参考，请读者务必在专业医生指导下用药。

本书出版过程中得到福建省高校人文社会科学研究基地"传统本草文化传承研究中心"[中心建设文件批复号（闽教科〔2019〕28号）]、厦门医学院闽台青草药研究室的支持和帮助，在此表示感谢。

实用百草治百病 # 目 录 Contents

▶一点红

【别　　名】羊蹄草、紫背草、红背叶、叶下红、野苦荬、山羊草。

【来　　源】为菊科植物一点红 Emilia sonchifolia (L.) DC. 的全草。

【识别要点】一年生或多年生草本。叶互生，基部及下部叶卵形，基部
　　　　　　下延成长柄，环茎，琴状分裂或不分裂；茎上部叶三角状
　　　　　　披针形，渐上渐小；全部叶背常带紫红色。头状花序；花
　　　　　　紫红色。瘦果。花期 7 ~ 11 月，果期 9 ~ 12 月。

【生境分布】生于村庄周围、山坡荒地、路边、田园和旷野草丛中。分
　　　　　　布于陕西、江苏、浙江、江西、福建、湖北、湖南、广东、
　　　　　　广西、四川、贵州、云南等地。

【性味功能】味苦、微辛，性凉。清热解毒，散瘀消肿，利水，凉血。

【用量用法】15 ~ 30 克，水煎服，或捣汁含服；外用适量，捣烂敷或
　　　　　　煎水洗患处。

【使用禁忌】孕妇慎服。

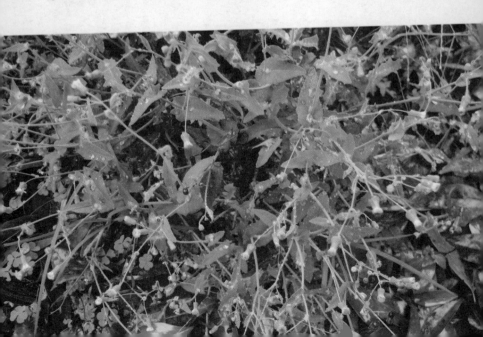

【民间验方】1. 急性扁桃体炎：鲜一点红、白茅根、地胆草、积雪草、白花蛇舌草各 30 克，水煎服。

2. 慢性咽喉炎：鲜一点红、卤地菊各 30 克，冰糖适量，水煎服。

3. 盆腔炎：一点红、白茅根各 25 克，功劳木、车前草各 15 克，野菊花、金银花各 10 克，陈皮 6 克，甘草 5 克，水煎服。

4. 蜂窝织炎：一点红、木芙蓉花叶、筋骨草各等份，捣烂外敷，每日 1 换。

5. 疔疮疖肿：鲜一点红、白花蛇舌草、马齿苋各适量，捣烂敷患处。

【典籍说药】1.《陆川本草》："凉血消炎。治伤口感染红肿。"

2.《岭南采药录》："治肠痔泻血，利小儿积虫，治五疳，开胃进食，解鱼毒。"

3.《植物名实图考》："功用同蒲公英。"

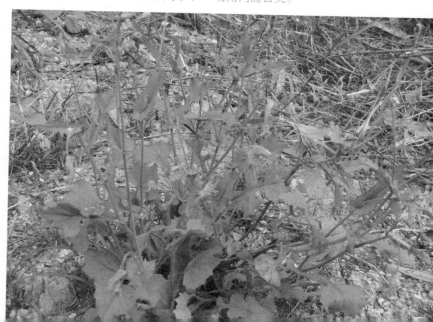

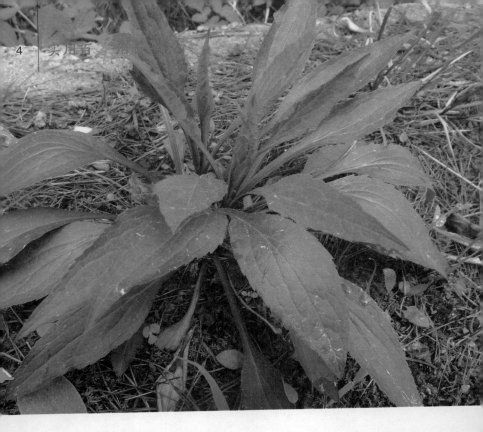

▶一枝黄花

【别　　名】野黄菊、一枝香、金锁匙、黄花草、百条根。

【来　　源】为菊科植物一枝黄花 *Solidago decurrens* Lour. 的全草。

【识别要点】多年生草本。茎直立。单叶互生，叶长卵圆形、长圆形或披针形，基部下延成柄，叶缘有锯齿。腋生头状花序排列成总状，花黄色。瘦果。花期 10 月，果期 11 月。

【生境分布】生于山坡草地、路旁、灌木丛中。分布于华东、中南、西南，以及陕西、台湾等地。

【性味功能】味辛、苦，性凉。清热疏风，消肿解毒。

【用量用法】9 ～ 15 克，水煎服；外用适量，捣烂敷或煎水洗患处。

【使用禁忌】孕妇慎服。

【民间验方】 1. 伤风感冒：一枝黄花、白英、马鞭草各 30 克，水煎服。

2. 慢性肾炎：一枝黄花、白茅根、车前草各 30 克，葫芦壳、柳叶白前根、马鞭草各 15 克，水煎服。

3. 盆腔炎：一枝黄花、白英、白花蛇舌草各 30 克，贯众 15 克，水煎服。

4. 乳腺炎：鲜一枝黄花、马兰各 15 克，鲜香附 30 克，葱头 7 个，捣烂敷患处。

5. 脚癣：鲜一枝黄花、乌桕鲜叶各 250 克，水煎洗患处。

【典籍说药】 1.《植物名实图考》："洗肿毒。"

2.《中华本草》："疏风泄热，解毒消肿。主治风热感冒，头痛，咽喉肿痛，肺热咳嗽，黄疸，泄泻，热淋，痈肿疮疖，毒蛇咬伤。"

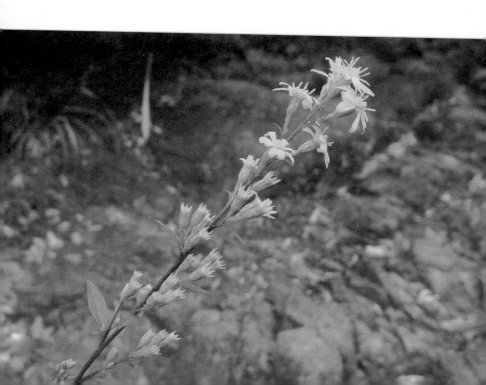

▶丁香蓼

【别　　名】丁子蓼、水冬瓜、水丁香、水杨柳、水油麻、田蓼草。

【来　　源】为柳叶菜科植物丁香蓼 *Ludwigia prostrata* Roxb. 的全草。

【识别要点】一年生直立草本。叶互生；叶片狭椭圆状披针形，先端锐
　　　　　　尖或稍钝，基部狭楔形，在下部骤变窄，全缘。花两性，
　　　　　　单生于叶腋，黄色。蒴果。花期 6~8 月，果期 8~10 月。

【生境分布】生于稻田、沟沿、河滩、溪谷旁湿处。分布于江苏、安徽、
　　　　　　浙江、江西、福建、台湾、湖北、湖南、四川、贵州等地。

【性味功能】味苦，性凉。清热解毒，利水通淋，化瘀止血。

【用量用法】15~30 克，水煎服；外用鲜品适量，捣烂敷患处。

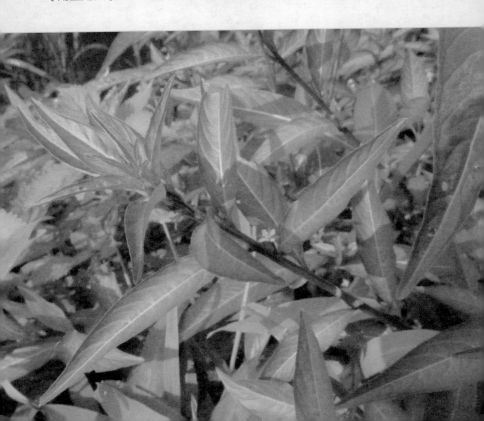

【民间验方】1. 膏淋、尿血：鲜丁香蓼 15~30 克，车前草 15 克，煎汤调冰糖少许服。

2. 急性肾炎：丁香蓼、星宿菜、爵床各 30 克，石韦 15 克，水煎服。

3. 慢性肾小球肾炎：丁香蓼 30 克，地胆草 24 克，山芝麻、积雪草、海金沙各 15 克，水煎服。

4. 急性喉炎、急性扁桃体炎：丁香蓼 30 克，爵床、金银花各 15 克，玄参 10 克，水煎服。

5. 湿热带下：鲜丁香蓼 60 克，鲜白鸡冠花 30 克，水煎去渣，加入猪肚 1 个，炖服。

【典籍说药】1.《全国中草药汇编》：“清热解毒，利湿消肿。主治肠炎，痢疾，传染性肝炎，肾炎水肿，膀胱炎，白带，痔疮；外用治痈疖疔疮，蛇虫咬伤。”

2.《中华本草》：“清热解毒，利尿通淋，化瘀止血。主治肺热咳嗽，咽喉肿痛，目赤肿痛，湿热泻痢，黄疸，淋痛，水肿，带下，吐血，尿血，肠风便血，疔肿，疥疮，跌打伤肿，外伤出血，蛇虫、狂犬咬伤。”

画

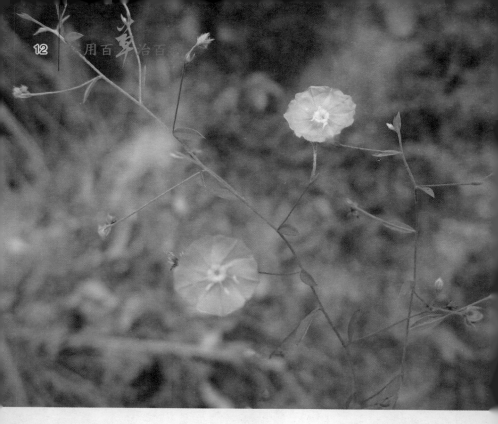

▶ 土丁桂

【别　　名】毛辣花、过饥草、毛将军、白毛草、白头妹。

【来　　源】为旋花科植物土丁桂 *Evolvulus alsinoides* (Linn.) Linn. 的全草。

【识别要点】多年生草本。茎细长，具贴生的柔毛。叶互生，长圆形、椭圆形或匙形，两面或多或少被贴生疏柔毛。花单一或数朵组成聚伞花序；花冠蓝色或白色。蒴果。花期 5 ~ 9 月，果期 8 ~ 12 月。

【生境分布】生于干燥山坡、灌丛、旷地或路旁。分布于长江流域以南各地及台湾。

【性味功能】味甘、微苦，性平。清热利湿，健脾止泻，益肾固精。

【用量用法】15~30 克，水煎服；外用鲜品适量，捣烂敷患处。

【民间验方】*1.* 痢疾、肠炎：鲜土丁桂 30~60 克，水煎服。

2. 上消化道溃疡或慢性胃炎饥饿时胃脘部作痛（俗称"饿过饥"）：土丁桂 30 克，猪肚 1 个（或猪瘦肉 250 克），酒、水各半炖，1 日内分数次服完。

3. 遗精：土丁桂、金樱子根、白背叶根各 15 克，南五味子根 9 克，水煎服。

4. 白带异常：鲜土丁桂 30 克，银杏 15~21 克，水煎服。

5. 小儿疳积：鲜土丁桂 15~30 克，或加鸡肝 1 个，水炖服。

【典籍说药】*1.*《全国中草药汇编》："止咳平喘，清热利湿，散瘀止痛。主治支气管哮喘，咳嗽，黄疸，胃痛，消化不良，急性肠炎，痢疾，泌尿系统感染，白带，跌打损伤，腰腿痛。"

2.《中华本草》："清热，利湿，解毒。主治黄疸，痢疾，淋浊，带下，疔疮，疥疮。"

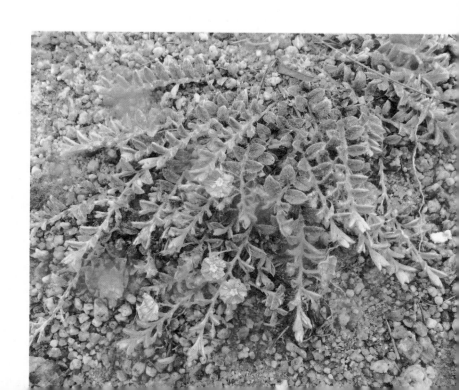

▶小二仙草

【别　　名】豆瓣草、豆瓣菜、船板草、地花椒。

【来　　源】为小二仙草科植物小二仙草 *Gonocarpus micranthus* Thunb. 的全草。

【识别要点】多年生矮小草本，丛生。茎四棱形，纤弱，直立或下部平卧。叶小，对生，卵形或阔卵形，两面秃净，淡绿色或紫褐色。圆锥花序顶生；花小，两性；花瓣 4，淡红色。核果。花期 5~7 月，果期 9~10 月。

【生境分布】生于荒野草地、山坡上。分布于广东、海南、广西、湖南、云南、贵州、四川、江苏、安徽、江西、浙江、福建、台湾等地。

【性味功能】味苦、涩，性凉。清热解毒，止咳平喘，调经活血。

【用量用法】10~30 克，水煎服；外用适量，捣烂敷或研末调敷患处。

【民间验方】*1.* 预防感冒：小二仙草、夏枯草、兖州卷柏、野雉尾、

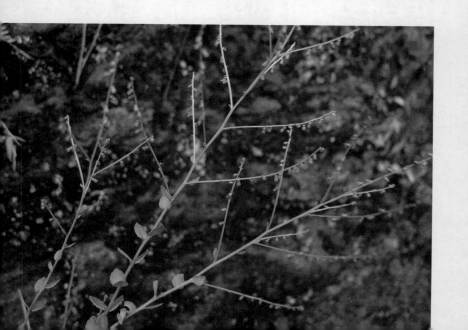

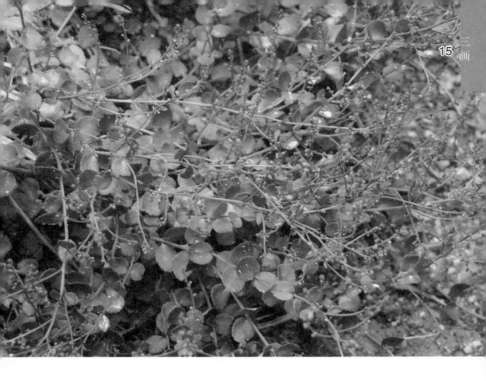

草珊瑚、华佩兰各 15~30 克，水煎代茶。

2. 感冒：小二仙草 15~30 克，桑叶 6 克，菊花 3 克，水煎服。

3. 小儿疳积、感冒：小二仙草 6~10 克，猪瘦肉适量，水炖服。

4. 乳腺炎：小二仙草 30~60 克，鸭蛋 1 个，水煎，吃蛋喝汤，渣捣烂敷患处。

5. 咽喉炎、牙龈炎：小二仙草 30 克，石膏 9 克，水煎服。

6. 烫伤：小二仙草适量研末，加冰片少许，调麻油搽患处。

【典籍说药】 *1.*《全国中草药汇编》："止咳平喘，清热利湿，调经活血。主治咳嗽哮喘，痢疾，小便不利，月经不调，跌打损伤。"

2.《中药大辞典》："清热，通便，活血，解毒。治二便不通，热淋，赤痢，便秘，月经不调，跌打损伤，烫伤。"

▶千里光

【别　　名】千里及、九里光、九里明、黄花草、千里明、黄花母。

【来　　源】为菊科植物千里光 Senecio scandens Buch.–Ham. ex D. Don 的全草。

【识别要点】多年生草本。茎木质，曲折上升，上部多分枝，有毛，后渐脱落。叶互生，椭圆形或卵状披针形，边缘有锯齿。头状花序，多数，在茎及枝端排列成复总状伞房花序；花黄花。瘦果。花期 10 月至翌年 3 月，果期 2 ~ 5 月。

【生境分布】生于山坡、路旁、林缘、灌丛中及旷野间。分布于华东、中南、西南，以及陕西、甘肃、广西、西藏等地。

【性味功能】味苦、辛，性寒。清热解毒，明目退翳，杀虫止痒。

【用量用法】15 ~ 30 克，水煎服；外用适量，煎水洗或捣烂敷患处。

【民间验方】1. 风热感冒：鲜千里光、爵床、野菊花全草各 30 克，水炖服。

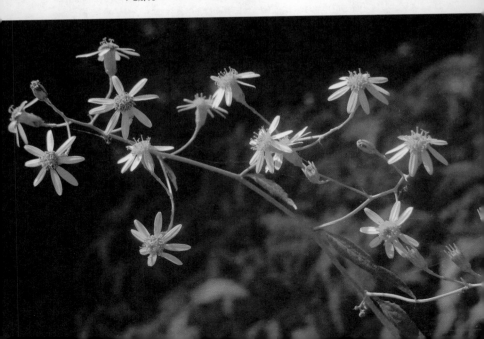

2. 尿路感染：千里光 50 克，车前草、大蓟根各 30 克，水煎服。

3. 肠痈（肠脓肿）：千里光、白花蛇舌草、鬼针草、败酱草各 15 克，水煎服。

4. 麦粒肿：千里光、荆芥、桑叶、菊花各适量，煎水熏洗患处。

5. 蜂窝织炎、痈、疖、丹毒：鲜千里光、筋骨草、木芙蓉叶（花）各等份，捣烂敷患处，每日换药 1 次。

【典籍说药】1.《本草拾遗》："主疫气，结黄，疟瘴，蛊毒，煮服之吐下。亦捣敷疮、虫蛇犬等咬伤处。"

2.《滇南本草》："洗疥癞癣疮，祛皮肤风热。"

3.《生草药性备要》："治疳疔，消热毒，治小儿胎毒，黄脓白疱，敷毒疮，捣汁和猪胆熬膏，擦腐烂患疮，生肌去腐。"

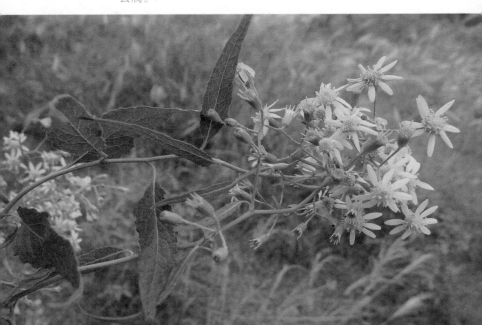

▶ 飞扬草

【别　　名】飞扬、大飞扬、天泡草、大乳汁草、毛飞扬、大本乳仔草、大号乳仔草。

【来　　源】为大戟科植物飞扬草 *Euphorbia hirta* Linn. 的全草。

【识别要点】一年生草本。茎被褐色或黄褐色的多细胞粗硬毛。叶对生，披针状长圆形、长椭圆状卵形或卵状披针形，两面均具柔毛。花序多数，于叶腋处密集成头状，且具柔毛。蒴果。花、果期 5~12 月。

【生境分布】生于路旁、菜园、荒地、草丛、灌丛及山坡。分布于浙江、江西、福建、台湾、湖南、广东、海南、广西、四川、贵州、云南等地。

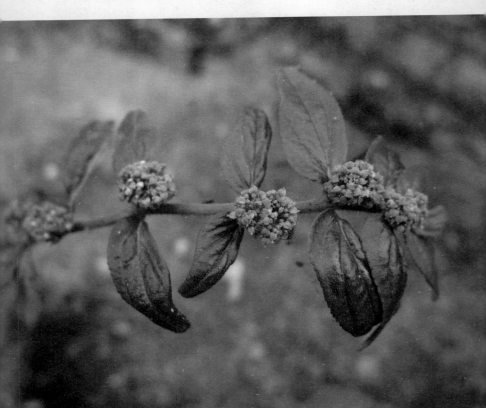

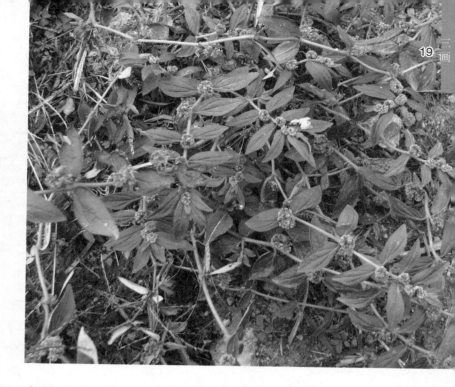

【性味功能】味辛、酸，性凉，有小毒。清热解毒，利湿止痒，通乳。

【用量用法】6~9克，水煎服；外用适量，捣烂敷或煎水洗患处。

【使用禁忌】脾胃虚寒者及孕妇慎服。

【民间验方】*1.* 痢疾：鲜飞扬草、铁苋菜、凤尾草各30克，水煎，酌加白糖调服。

2. 血尿：鲜飞扬草、鲜金丝草各30克，鲜乌韭、红糖各15克，水煎服。

3. 乳汁不通、乳房胀痛：鲜飞扬草、王不留行各30克，葱根6克，猪小肠1段，水炖服。

4. 乳腺炎：飞扬草60克，豆腐120克，水炖服；另取鲜飞扬草1握，加盐少许，杵烂加热外敷。

5. 皮炎、湿疹、皮肤瘙痒：鲜飞扬草、杠板归各适量，煎水洗患处。

【典籍说药】*1.*《生草药性备要》："治浮游虚火，敷牙肉肿痛。"

2.《岭南采药录》："煎水洗疥癞。"

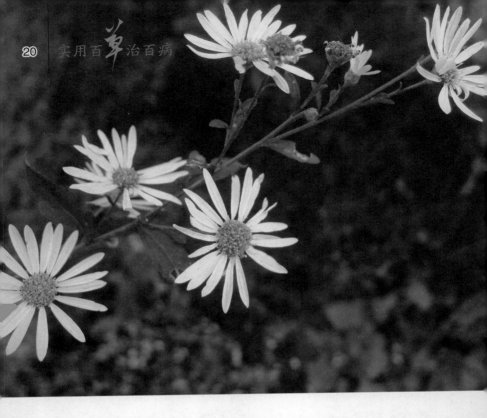

▶马　兰

【别　　名】紫菊、鸡儿肠、马兰头、马兰菊、鱼鳅串、田边菊、路边菊、田茶菊、泥鳅串、红管药。

【来　　源】为菊科植物马兰 *Aster indicus* L. 的全草。

【识别要点】多年生草本。叶互生，基部渐狭成具翅的长柄，叶片倒披针形或倒卵状长圆形，上部叶渐小。头状花序单生于枝端并排列成疏伞房状；缘花舌状，淡紫或蓝紫色。瘦果。花期 5～9 月，果期 8～10 月。

【生境分布】生于路边、田野、林缘、草丛、山坡上。全国各地均有分布。

【性味功能】味辛，性凉。凉血止血，清热利湿，解毒消肿。

【用量用法】15～30 克，水煎服；外用适量，捣烂敷或煎水熏洗患处。

【使用禁忌】孕妇慎服。

【民间验方】*1.* 急性黄疸性肝炎：鲜马兰 30 克，鲜酢浆草、地耳草、兖州卷柏全草各 15 ～ 30 克，水煎服。

2. 尿路感染：马兰 60 克，荠菜、地菍各 30 克，酌加冰糖，水煎服。

3. 小便淋痛：鲜马兰 30 ～ 60 克，金丝草 30 克，土丁桂、胖大海各 15 克，水煎服。

4. 血小板减少：马兰 60 克，藕节、仙鹤草各 30 克，大枣 10 枚，水煎服。

5. 痛经：马兰、一枝黄花、豨莶草各 12 克，葫芦茶、地耳草各 9 克，地菍 24 克，水煎服。

【典籍说药】*1.*《本草拾遗》："主破宿血，养新血，合金疮，断血痢，蛊毒，解酒疸，止鼻衄吐血及诸菌毒，生捣敷蛇伤。"

2.《本草纲目》："马兰辛平，能入阳明血分，故治血与泽兰同功。"

3.《本草正义》："马兰甘寒，最解热毒，能专入血分，止血凉血，尤其特长。盖其茎深赤，干而煮之其汁深紫，故从其类而清利血热。凡温热之邪，深入营分，及痈疡血热、腐溃等证，允为专药。内服、外敷，其用甚广，亦清热解毒之要品也。"

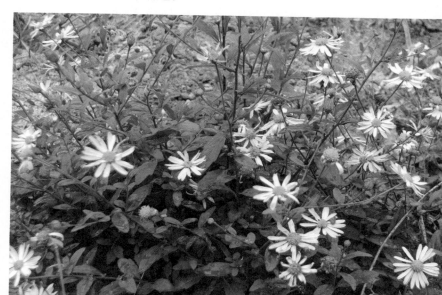

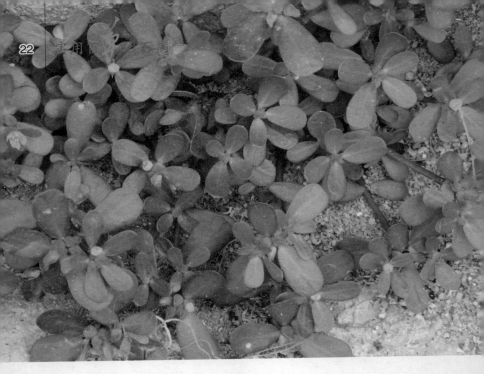

▶ 马齿苋

【别　　名】马齿菜、长命菜、酱瓣草、瓜子菜、猪母菜、长寿菜、五行草、五行菜。

【来　　源】为马齿苋科植物马齿苋 *Portulaca oleracea* L. 的全草。

【识别要点】一年生草本。茎圆柱形，下部平卧，上部斜生或直立。叶互生或近对生，倒卵形、长圆形或匙形。花常 3 ～ 5 朵簇生于枝端，黄色。蒴果。花期 5 ～ 8 月，果期 7 ～ 10 月。

【生境分布】生于田野路边、菜园及庭园废墟等向阳处，或栽培。全国各地均有分布。

【性味功能】味酸，性寒。清热解毒，凉血止血，止痢。

【用量用法】9 ～ 15 克，水煎服；外用适量，捣烂敷或煎水洗患处。

【使用禁忌】脾虚便溏者及孕妇慎服。

【民间验方】1. 痢疾、泄泻：鲜马齿苋、凤尾草、铁苋菜各 15~30 克，水煎服。

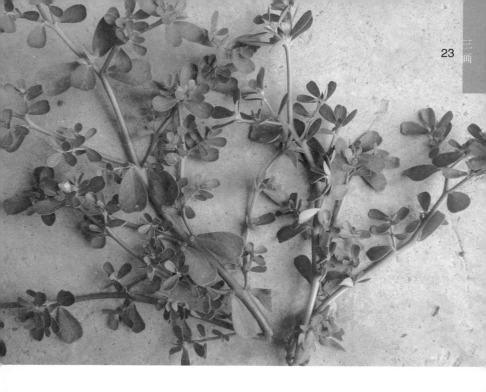

2. 糖尿病：鲜马齿苋 50～100 克，水煎服。

3. 急性尿道炎：马齿苋、海金沙藤、爵床各 60 克，水煎服。

4. 乳腺增生：马齿苋 50 克，猪殃殃 30 克，一点红 15 克，水煎服。

5. 皮肤瘙痒：马齿苋、金毛耳草、杠板归各适量，食盐少许，煎水洗患处。

【典籍说药】 *1.*《新修本草》："主诸肿瘘疣目，捣揩之；饮汁主反胃、诸淋，金疮血流，破血癥瘕，小儿尤良；用汁洗紧唇、面疱，马汁射工毒，涂之瘥。"

2.《本草汇言》："马齿苋味本甘酸，而性颇滑利，故孟氏方去风凉血，解毒，利窍通淋。"

3.《本草正义》："马齿苋，最善解痈肿热毒，亦可作敷药。《蜀本草》称其酸寒，寇宗奭谓其寒滑，陈藏器谓治诸肿、破痃癖，止消渴，皆寒凉解热之正治。"

▶ 马蹄金

【别　　名】黄疸草、螺丕草、荷包草、小马蹄金、小马蹄草。

【来　　源】为旋花科植物马蹄金 *Dichondra micrantha* Urban 的全草。

【识别要点】多年生草本。茎细长，被灰色短柔毛，节上生根。叶互生，叶片肾形至圆形。花单生于叶腋，花冠钟状，黄色。蒴果。花期 4 月，果期 7 ~ 8 月。

【生境分布】生于路边、沟边草丛、墙下、花坛等半阴湿处，或栽培。分布于长江以南各地。

【性味功能】味苦、辛，性凉。清热解毒，祛风利湿，清肺止咳。

【用量用法】15 ~ 30 克，水煎服；外用鲜品适量，捣烂敷患处。

【使用禁忌】脾胃虚寒、大便泄泻者慎用；忌盐及辛辣。

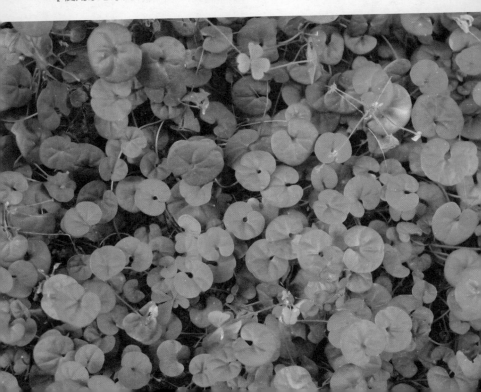

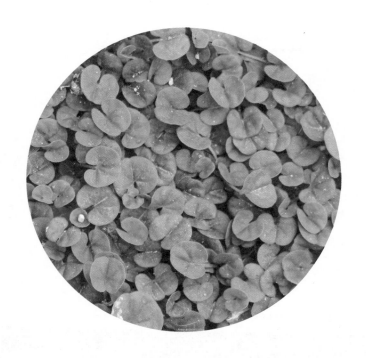

【民间验方】 *1.*中暑：鲜马蹄金、积雪草各 60 克，捣烂取汁冲白糖少
许服。每日 1 剂，分 2 次服完。

*2.*风热咳嗽：马蹄金、积雪草、天胡荽、凤尾草各 15 克，
水煎服。

*3.*痢疾：鲜马蹄金、夏枯草、飞扬草各 30 克，水煎服。

*4.*白带异常：马蹄金、白马骨根、地苓根各 30 克，猪瘦
肉适量，水煎服。

*5.*一切喉症：鲜黄疸草、天胡荽、爵床、射干各 15 克，
捣烂绞汁，内服。

【典籍说药】 *1.*《本草纲目拾遗》："治黄白火丹，去湿火，清五脏，
止吐血，调妇人经。"

2.《中华本草》："清热、利湿、解毒。主治黄疸、痢疾、
砂淋、白浊、水肿、疗疮肿毒、跌打损伤、毒蛇咬伤。"

▶ 马鞭草

【别　　名】马鞭、龙芽草、铁马鞭、狗牙草、小铁马鞭、狗咬草。

【来　　源】为马鞭草科植物马鞭草 *Verbena officinalis* L. 的地上部分。

【识别要点】多年生草本。茎四方形，节及枝上有硬毛。叶对生，叶片卵圆形、倒卵形至长圆状披针形，两面均被硬毛。穗状花序；花淡紫色至蓝色。果长圆形。花期 6～8 月，果期 7～9 月。

【生境分布】生于山坡、路边、溪旁、林边或村旁荒地。分布于中南、西南，以及山西、陕西、甘肃、新疆、江苏、安徽、浙江、江西、福建等地。

【性味功能】味苦，性凉。活血散瘀，解毒，利水，退黄，截疟。

【用量用法】5～10 克，水煎服；外用适量，捣烂敷或煎水洗患处。

【使用禁忌】孕妇慎服。

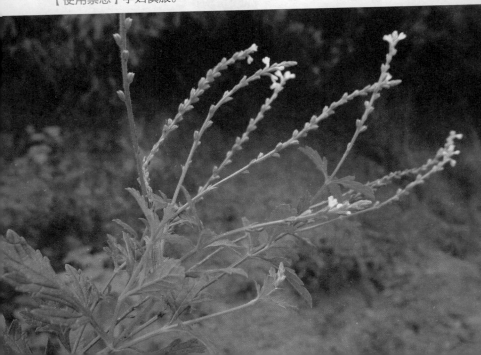

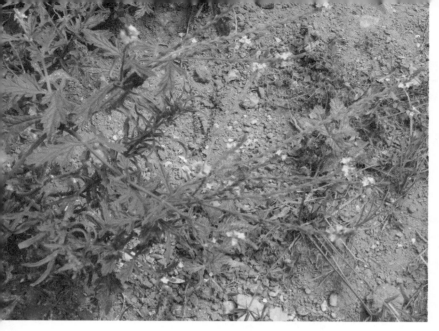

【民间验方】 *1.* 细菌性痢疾：马鞭草、凤尾草、车前草各 30 克，水煎服或绞汁服，可加蜂蜜或白糖。

2. 急性胃肠炎：鲜马鞭草 60 克，鲜鱼腥草 30 克，生姜 5 克，洗净捣烂，加冷开水适量绞汁，分 3~4 次服。

3. 劳力过伤：鲜马鞭草 15~24 克（干品 9~15 克），鸡蛋 3~5 个（或目鱼 1~2 条），红酒半斤，酌加开水，炖 1 小时服。

4. 痛经：马鞭草、香附、益母草各 15 克，水煎服。

5. 盆腔炎：马鞭草、鱼腥草、一枝黄花各 15 克，水煎服。

【典籍说药】 *1.*《本草经疏》："马鞭草，本是凉血破血之药。下部蟨疮者，血热之极，兼之湿热，故血污浊而成疮，且有虫也。血凉热解，污浊者破而行之，靡不瘥矣。陈藏器谓其破血杀虫，亦此意也。"

2.《本经逢原》："马鞭草色赤入肝经血分，故治妇人血气腹胀，月经不匀，通经散瘀；治金疮，行气活血。生捣汁饮，治喉痹痈肿，又捣敷治下部蟨疮及螺蛳尿疮，男子阴肿。"

3.《本草从新》："破血通经，杀虫消肿。治气血癥瘕，下部蟨疮阴肿，发背痈疽，杨梅毒气，专以驱逐为长。"

四
画

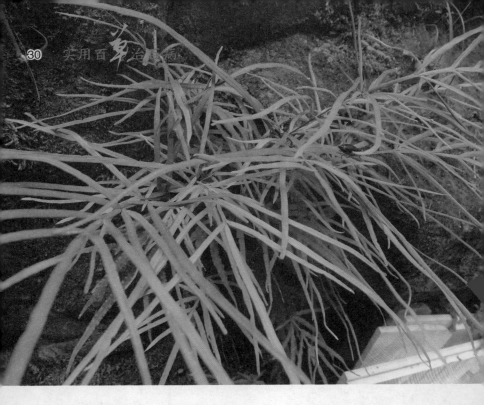

▶ 井栏边草

【别　　名】凤尾草、井口边草、井阑草、金鸡尾、鸡爪莲、凤凰草。

【来　　源】为凤尾蕨科植物井栏边草 *Pteris multifida* Poir. 的全草。

【识别要点】多年生草本。根茎短，顶端密被棕色鳞片。叶丛生，叶片
　　　　　　对生或近对生，上部的羽片无柄，不分裂，长线形，全缘，
　　　　　　顶端的羽片最长，下部的羽片有柄，羽状分裂；不育叶叶
　　　　　　片较小。孢子囊群线形，沿孢子叶羽片下面边缘着生，8
　　　　　　月生孢子。

【生境分布】多生于阴湿的墙缝、井边、路旁或草丛中。分布于华东、
　　　　　　中南、西南，以及山西、陕西等地。

【性味功能】味微苦，性微寒。清热利湿，凉血止血，解毒消肿。

【用量用法】15~30克，水煎服；外用鲜品适量，捣烂敷患处。

【使用禁忌】虚寒泻痢者及孕妇忌服。

【民间验方】 *1.* 痢疾：井栏边草、爵床各 24 克，过坛龙 15 克，水煎，
酌加糖调服。

2. 急性黄疸性肝炎：井栏边草 60 克，虎杖 15 克，蕹菜
30 克，水煎服。

3. 风热感冒、咽喉肿痛：井栏边草、海金沙藤、马蹄金各
15 克，射干、薄荷各 6 克，水煎服。

4. 急性胃肠炎：井栏边草、铁苋菜各 60 克，石榴皮 15 克，
水煎服。

5. 尿道结石：井栏边草、白花蛇舌草各 15 克，车前草、
金钱草各 30 克，水煎服。

【典籍说药】 *1.*《履巉岩本草》："捣末，涂发背疮上，效。根，主生发，
浸油涂头。"

2.《生草药性备要》："洗疳、疔、痔，散毒，敷疮。""治
蛇咬诸毒，刀伤，能止血生肌，舂汁调酒服，渣敷患处；
研末收贮，治气痛。"

3.《分类草药性》："治一切热毒，消肿，清火。治痈疮，
乳痈，淋证，解烟毒。"

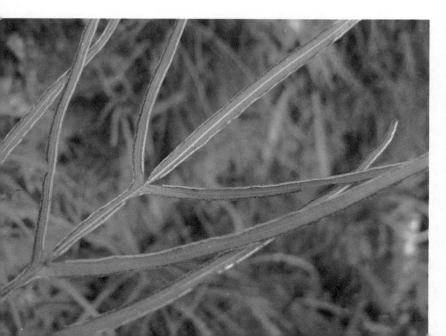

▶ 天胡荽

【别　　名】破铜钱、满天星、遍地锦、遍地金、落地金钱、盆上芫荽。

【来　　源】为伞形科植物天胡荽 *Hydrocotyle sibthorpioides* Lam. 的全草。

【识别要点】多年生草本。茎纤弱细长，匍匐，平铺地上成片。单叶互生，叶片圆形或近肾形，基部心形，不分裂或 3～7 裂，裂片边缘有钝齿。伞形花序与叶对生，单生于节上。双悬果。花期 4～5 月，果期 5～9 月。

【生境分布】生于湿润的路旁、草地、沟边及林下。分布于西南，以及陕西、江苏、安徽、浙江、江西、福建、台湾、湖北、湖南、广东、广西等地。

【性味功能】味辛、苦，性凉。清热利湿，祛痰止咳，解毒消肿。

【用量用法】15～30 克，水煎服；外用鲜品适量，捣烂敷患处。

【民间验方】*1.* 感冒：天胡荽、积雪草、马蹄金各 30 克，薄荷 10 克，

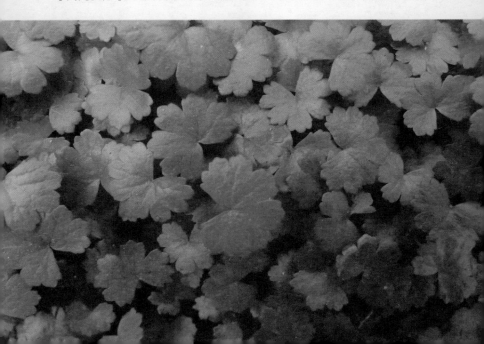

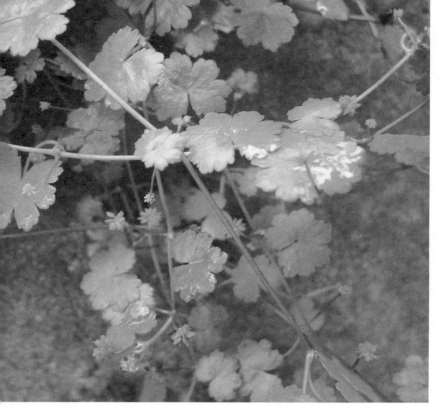

水煎服。

2. 急性支气管炎：天胡荽、黄胆草各 12 克，车前草 10 克，过江藤 18 克，水煎服。

3. 泌尿系统结石：鲜天胡荽 120 克，鲜海金沙藤叶、黄疸草各 30 克，猪瘦肉适量，水炖服。

4. 急性胆囊炎：天胡荽、筋骨草各 30 克，黄芩 15 克，水煎服。

5. 跌打损伤：鲜天胡荽、积雪草、酢浆草各适量，捣烂，酌加童便煨热涂擦患处。

【典籍说药】*1.*《滇南本草》："发汗，散诸风头痛，明目，退翳膜，利小便，疗黄疸。"

2.《生草药性备要》："治癫、臭耳、鼻上头风、痘眼去膜、消肿，敷跌打大疮。"

3.《草木便方》："治头疮，白秃，风瘙，疥癫，涂耳烂。"

▶元宝草

【别　　名】对月草、穿心箭、穿心草、红旱莲、散血丹、黄叶连翘。

【来　　源】为藤黄科植物元宝草 *Hypericum sampsonii* Hance 的全草。

【识别要点】多年生草本。叶对生，长椭圆状披针形，其基部完全合生
　　　　　　为一体，茎贯穿其中心，两端略向上斜呈元宝状，两面均
　　　　　　散生黑色斑点及透明腺点。聚伞花序顶生；花小，黄色。
　　　　　　蒴果，具黄褐色腺体。花期 4~7 月，果期 8~10 月。

【生境分布】生于山坡、旷野、路边阴湿处。分布于长江流域以南各地
　　　　　　及台湾等地。

【性味功能】味辛、苦，性平。清热解毒，凉血止血，活血调经，祛
　　　　　　风通络。

【用量用法】15~30 克，水煎服；外用鲜品适量，捣烂敷患处。

【使用禁忌】孕妇忌服。

【民间验方】1. 阴虚咳嗽：元宝草、仙鹤草各 30 克，太子参 15 克，麦

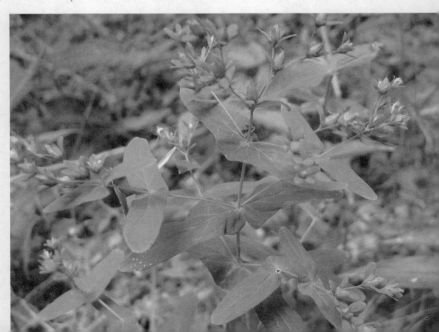

冬9克，五味子6克，水煎服。

2. 血淋：元宝草、海金沙藤、马鞭草各15克，水煎服。

3. 痛经：元宝草、积雪草、益母草各30克，香附15克，水煎，加红糖适量，温服。

4. 闭经：元宝草、白花益母草各15~30克，水煎服。

5. 月经不调：元宝草30~60克，桂圆干10枚，红糖、黄酒各少许，水煎服。

6. 小儿疳积：鲜元宝草30克，猪瘦肉适量，水炖，酌加食盐调服。

【典籍说药】 1.《本草从新》："补阴。治吐血，衄血。"

2.《百草镜》："治跌仆闪腰挫疼，解毒。"

3.《分类草药性》："治痒子；去瘀血，生新血，治月经不调。"

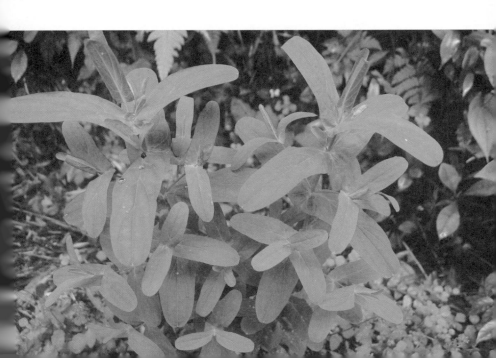

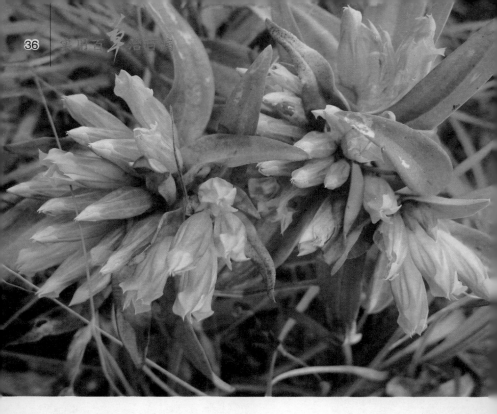

▶ 五岭龙胆

【别　　名】簇花龙胆、落地荷花、仙花、青叶胆。

【来　　源】为龙胆科植物五岭龙胆 *Gentiana davidii* Franch. 的全草。

【识别要点】多年生草本。基生叶簇生，呈莲座状，叶披针形；茎生叶对生，披针形或长圆状披针形。花 3~5 朵簇生枝端呈头状，基部被 3~5 个叶片所包围；花冠漏斗形，蓝紫色。蒴果。花期 7~10 月，果期 9~11 月。

【生境分布】生于山坡、路旁、林缘及林下。分布于广东、广西、湖南、安徽、江西、浙江、福建等地。

【性味功能】味苦，性寒。清热燥湿，解毒消肿。

【用量用法】15~30 克，水煎服；外用适量，捣烂敷或煎水洗患处。

【使用禁忌】脾胃虚寒者慎服。

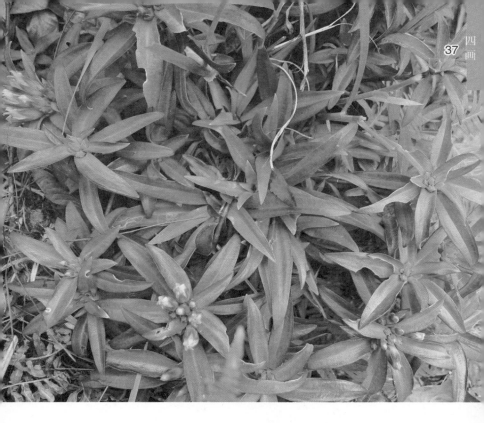

【民间验方】 *1.* 高血压、高脂血症：五岭龙胆、夏枯草、南山楂、丹参
各 30~50 克，水煎代茶。

2. 尿路感染：五岭龙胆 60 克，水煎服。

3. 疝气：五岭龙胆 30 克，猪大肠头 1 段，水炖服。

4. 目赤肿痛：五岭龙胆、地苓各适量，水煎熏洗患眼。

5. 疖、痈：鲜五岭龙胆适量，酌加糯米饭，捣烂敷患处。

【典籍说药】 *1.*《全国中草药汇编》："清热解毒，利尿，明目。治化
脓性骨髓炎，尿路感染，结膜炎；外用治疖痈。"

2.《中华本草》："清热解毒，利湿。主治小儿惊风，目赤，
咽痛，肝炎，痢疾，淋证，化脓性骨髓炎，痈疮肿毒，毒
蛇咬伤。"

▶车 前

【别　　名】虾蟆衣、虾蟆草、蛤蟆草、饭匙草、车轮菜。

【来　　源】为车前科植物车前 *Plantago asiatica* L. 的全草。

【识别要点】多年生草本。具须根。叶片卵形或椭圆形。花茎数个，具棱角，有疏毛，穗状花序；花淡绿色。蒴果。花期 6 ～ 9 月，果期 10 月。

【生境分布】生于山野、路旁、花圃或菜园、河边湿地，或栽培。全国各地均有分布。

【性味功能】味甘，性寒。清热利尿通淋，祛痰，凉血，解毒。

【用量用法】9 ～ 30 克，水煎服；外用适量，捣烂敷或煎水洗患处。

【使用禁忌】《本经逢原》："若虚滑精气不固者禁用。"

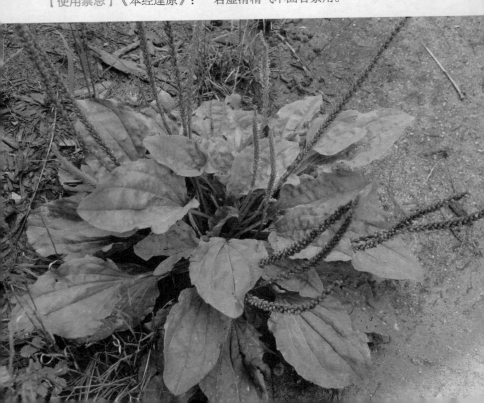

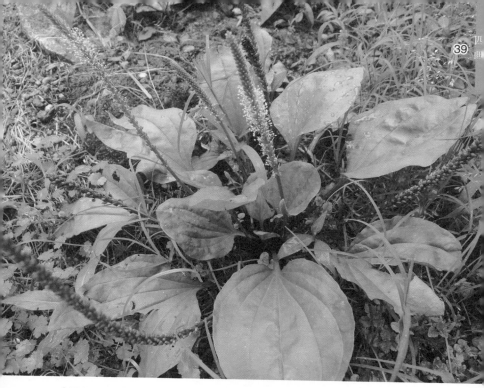

【民间验方】1. 急性黄疸性肝炎：鲜车前草、萱草根各 60 克，水煎
代茶饮。

2. 急性肾炎：车前草、益母草、萹蓄各 30 克，虎杖 20 克，
水煎服。

3. 尿路感染：车前草、金丝草、白茅根各 30 克，萹蓄 15
克，水煎服。

4. 妊娠伴有血尿：车前草、苎麻根、旱莲草各 30 克，水
煎服。

5. 小儿烦躁夜啼：鲜车前草 2 株，灯心草 1.5 克，水煎服。

【典籍说药】1.《名医别录》："主金疮，止血，衄鼻，瘀血，血瘕，下血，
小便赤。止烦，下气，除小虫。"

2.《本草述》："车前叶，甘滑，最利小便，且泄精气，
非子类也。其疗衄血、下血，当是以行为止。"

3.《本草备要》："凡利水之剂多损于目，唯此（车前草）
能解肝与肠之热，湿热退而目清矣。"

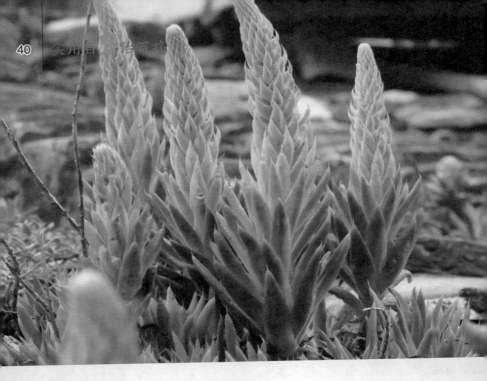

▶瓦　松

【别　　名】昨叶荷草、瓦花、石莲花、瓦莲、瓦莲花。

【来　　源】为景天科植物瓦松 *Orostachys fimbriata* (Turcz.) Berger 的地上部分。

【识别要点】二年生或多年生肉质草本。一年生莲座丛的叶短；莲座叶线形，先端增大，为白色软骨质，半圆形，有齿；叶互生，疏生，有刺，线形至披针形。花序总状，可呈金字塔形；花红色。蓇葖果。花期 8~9 月，果期 9~11 月。

【生境分布】生于山坡岩石上、旧屋顶、土墙上或盆栽。分布于东北、华北、西北、华东及湖北等地。

【性味功能】味酸、苦，性凉。凉血止血，清热解毒，敛疮。

【用量用法】5~15 克，水煎服；外用鲜品适量，捣烂敷患处。

【使用禁忌】本品有毒，内服剂量不宜过大，大剂量服用可出现心率减慢、血压下降、心律失常等。

【民间验方】1. 肺热咯血：瓦松 30 克，仙鹤草、藕节各 12 克，水煎服。

2. 痔疮便血：瓦松烧炭存性，研末，每次 6 克，开水送服，每日 2~3 次。

3. 中耳炎：鲜瓦松捣烂绞汁滴耳内。

4. 牙龈肿痛：瓦松、明矾各等份，水煎漱口。

5. 蜈蚣咬伤：鲜瓦松 60 克，酸饭粒少许，捣烂烘热，贴患处。

【典籍说药】1.《新修本草》："主口中干痛，水谷血痢，止血。"

2.《本草汇言》："《新修本草》治胃热酒积，烟火，金石丹毒或血痢肠风者，服之即止，此凉血而止血也；又女子内热血干，经络不利，服之即通，此又凉血而行血也。"

3.《本草再新》："治百毒，疗火疮，消肿杀虫。"

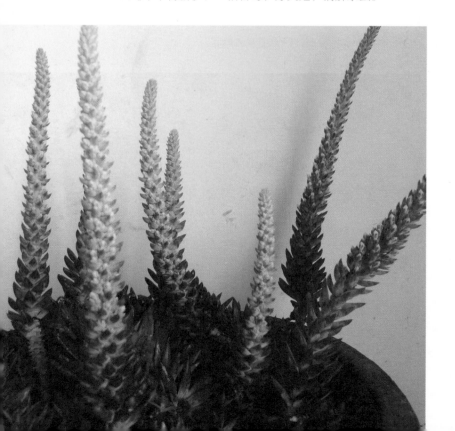

▶水 龙

【别　　名】过塘蛇、水瓮菜、过江龙、过江藤。

【来　　源】为柳叶菜科植物水龙 *Ludwigia adscendens* (Linn.) Hara 的全草。

【识别要点】多年生水生草本。有根状茎，浮水茎节上有白色呼吸根。单叶互生；叶片倒披针形或椭圆形，基部渐窄成柄。花两性，单生于叶腋，白色或淡黄色；雄蕊 10；花柱 1 枚。蒴果。花期 5~8 月，果期 8~11 月。

【生境分布】生于水田、浅水池塘或沟渠中。分布于长江以南各地。

【性味功能】味苦、微甘，性寒。清热利湿，解毒消肿。

【用量用法】15~30 克，水煎服；外用鲜品适量，捣烂敷患处。

【使用禁忌】本品苦寒，脾胃虚寒者慎服。

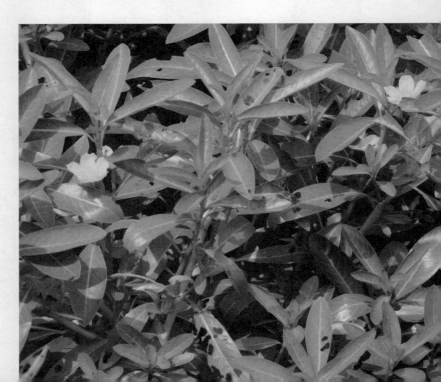

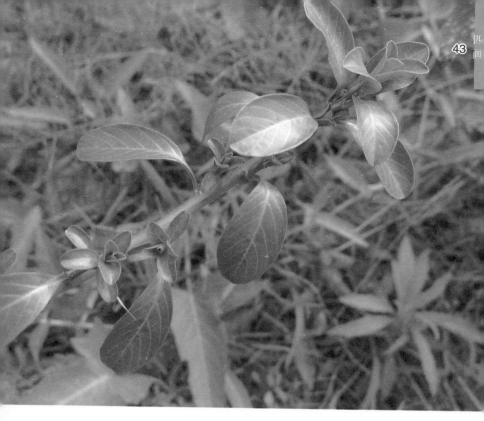

【民间验方】 1. 痢疾、肠炎：水龙 30~60 克，水煎服。

2. 实热口渴便秘：鲜水龙捣汁 60~120 克，酌加冬蜜调匀，炖，温服。

3. 淋浊：鲜水龙 30 克，冰糖 15 克，水煎，饭前服，每日 2 次。

4. 腮腺炎：鲜水龙 30 克，水煎服；另取鲜水龙适量，捣烂敷患处。

5. 疔疮疖肿：鲜水龙、一点红各适量，酌加盐、糖，捣烂敷患处。

【典籍说药】 1.《生草药性备要》："理酒病，敷背痈。治蛇伤，颠狗咬伤，利小便，捣汁饮。"

2.《本草纲目拾遗》："治打伤跌肿损折，捣汁服之。罨诸肿毒。"

3.《本草求原》："敷皮肤热疮，背痈大疮，蛇咬伤，坐板疮。"

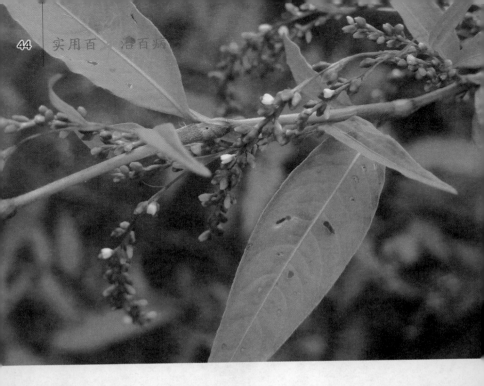

▶水 蓼

【别　　名】辣蓼、辣蓼草、红辣蓼、白辣蓼、水辣蓼、辣子草。

【来　　源】为蓼科植物水蓼 *Polygonum hydropiper* Linn. 的全草。

【识别要点】一年生草本。茎直立，节部膨大。叶互生，披针形或椭圆
状披针形。总状花序呈穗状；花被淡绿色或淡红色，有腺
点。瘦果。花期 5~9 月，果期 6~10 月。

【生境分布】生于河滩、水沟边、山谷湿地等处。我国南北各地均有
分布。

【性味功能】味辛、苦，性微温。行滞化湿，散瘀消肿，祛风止痒，解
毒杀虫。

【用量用法】15~30 克，水煎服；外用鲜品适量，捣烂敷或煎水洗患处。

【使用禁忌】孕妇忌服。

【民间验方】1. 急性胃肠炎：水蓼、苦蘵、积雪草各 15 克，水煎服。

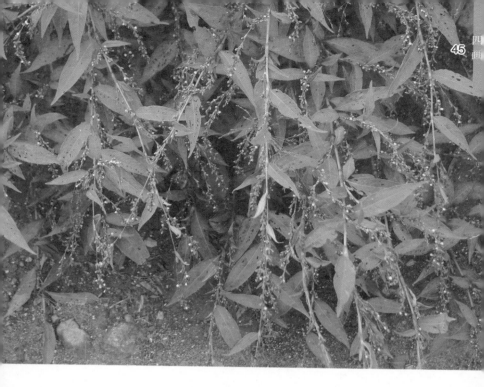

2.风湿疼痛、全身酸楚：水蓼、艾叶、络石藤各适量，水煎沐浴。

3.皮肤瘙痒、足癣：水蓼、杠板归、马齿苋、薄荷各适量，水煎熏洗患处。

4.手足癣：鲜水蓼、马齿苋、酢浆草各适量，加食盐捣碎，水煎熏洗患处，每日3次。

【典籍说药】1.《新修本草》："主被蛇伤，捣敷之。绞汁服，止蛇毒入腹心闷者。又水煮渍脚抒之，消脚气肿。"

2.《本草拾遗》："蓼叶，主疬癣，每日取一握煮服之。又霍乱转筋，多取煮汤及热抒脚。叶捣敷狐刺疮；亦主小儿头疮。"

3.《本草经疏》："水蓼味辛性冷而无毒。阴中微阳，冷而辛，所以解蛇毒入内心闷，及水煮渍抒脚，消气肿也。"

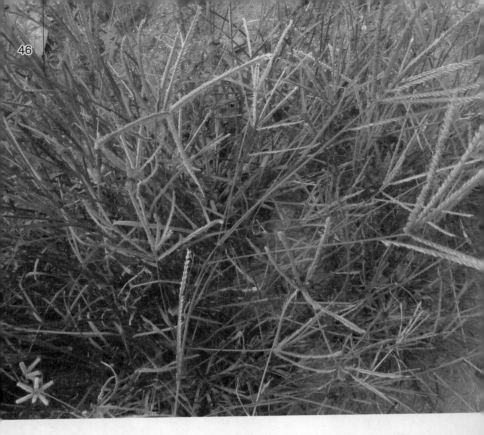

▶ 牛筋草

【别　　名】蟋蟀草、牛顿草、千人拔、千斤拔、千斤草、老驴草、百夜草。

【来　　源】为禾本科植物牛筋草 *Eleusine indica* (Linn.) Gaertn. 的全草。

【识别要点】一年生草本。秆丛生。叶鞘两侧压扁而具脊，松弛，无毛或疏生疣毛，鞘口具柔毛；叶舌短；叶片平展，线形。穗状花序；小穗在轴上偏生于外侧，每小穗有 3 ~ 6 朵小花。颖果。花、果期 6 ~ 10 月。

【生境分布】生于荒野、旷地、村边及路旁。分布几遍全国。

【性味功能】味甘、淡，性凉。清热利湿，凉血解毒。

【用量用法】15 ~ 30 克，水煎服。

【民间验方】1. 高热不退：鲜牛筋草 30 克，鲜车前草、爵床各 15 克，水煎服。

2. 淋证：牛筋草、金丝草、狗尾草各 15 克，水煎当茶饮。

3. 腰部闪挫疼痛：牛筋草 30 克，丝瓜络 20 克，骨碎补 15 克，酒、水各半炖服。

4. 痢疾：牛筋草 30 ~ 60 克，水煎服，红痢加白糖，白痢加红糖。

5. 小儿夏季热：鲜牛筋草 30 克，鲜车前草、爵床各 15 克，水煎分次服。

【典籍说药】1.《百草镜》："行血，长力。"

2.《本草纲目拾遗》："根入药，治脱力黄，劳力伤、治疗。"

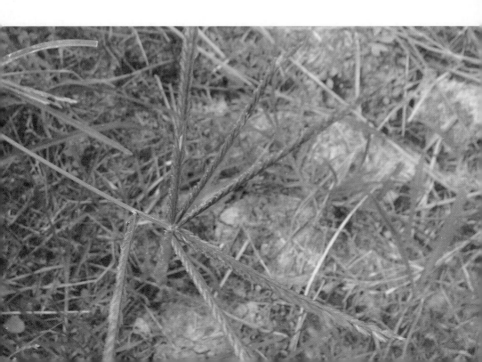

▶乌蔹莓

【别　　名】五爪龙、五爪金龙、五叶藤、五龙草、小母猪藤。

【来　　源】为葡萄科植物乌蔹莓 *Cayratia japonica* (Thunb.) Gagnep. 的全草。

【识别要点】多年生草质藤本。卷须 2~3 叉分枝。鸟趾状复叶互生；小叶 5，中央小叶长椭圆形或椭圆披针形，侧生小叶椭圆形或长椭圆形。复二歧聚伞花序腋生或假腋生；花小，黄绿色。浆果。花期 3~8 月，果期 8~11 月。

【生境分布】生于山谷林中、山坡灌丛或旷野草丛中。分布于陕西、甘肃、山东、江苏、安徽、浙江、江西、福建、台湾、河南、湖北、广东、广西、四川等地。

【性味功能】味苦、酸，性寒。清热利湿，消肿解毒。

【用量用法】15~30 克，水煎服；外用鲜品适量，捣烂敷患处。

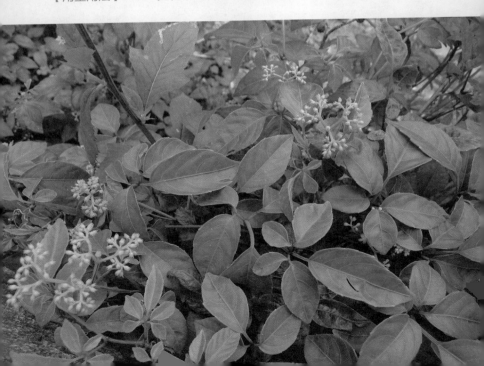

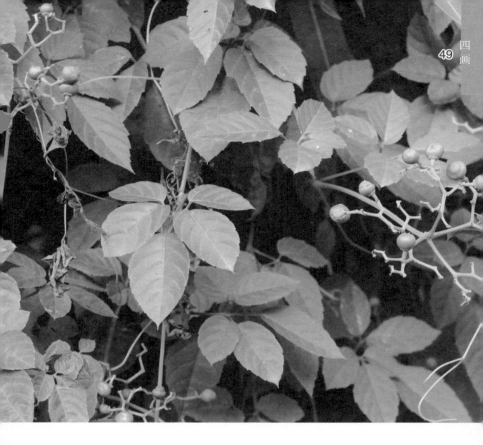

【民间验方】 *1.* 尿血：鲜乌蔹莓、仙鹤草各 15~30 克，水煎服。

2. 咽喉肿痛：乌蔹莓、车前草、马兰各 1 握，捣烂绞汁，徐徐咽下；或鲜乌蔹莓、一点红各 30 克，水煎服。

3. 急性乳腺炎：乌蔹莓、海金沙全草各 30 克，水煎服；另取鲜乌蔹莓全草捣烂外敷。

4. 毒蛇咬伤封喉（咽喉肿痛，吞咽、呼吸困难等症）：鲜乌蔹莓 60 克，百两金 50 克，捣汁，频频呷服；或水煎去渣频频饮服。

5. 无名肿毒：鲜乌蔹莓、野菊花、木芙蓉各适量，捣烂敷患处。

【典籍说药】 *1.*《新修本草》："主风毒热肿，游丹，蛇伤，捣敷并汁饮。"

2.《本草纲目》："凉血解毒，利小便；根擂酒服，消疖肿。"

3.《脉药联珠药性考》："（治）尿血，喉痹，扑跌伤残。"

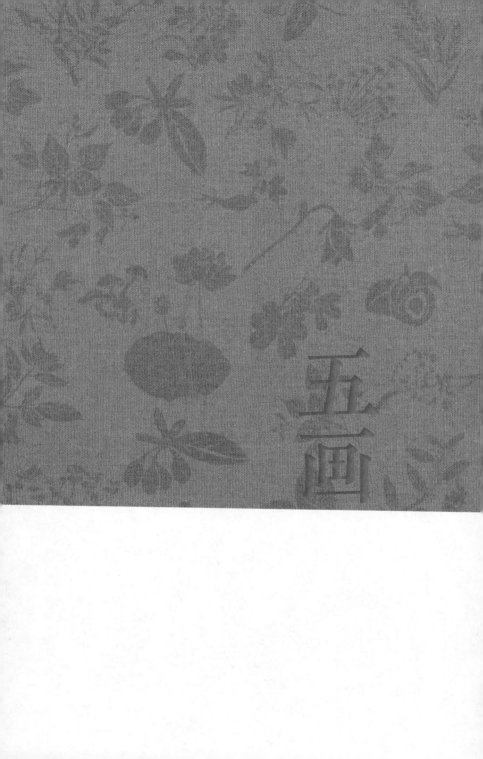

▶石 韦

【别　　名】石苇、石剑、七星剑、飞刀剑、一枝剑。

【来　　源】为水龙骨科植物石韦 *Pyrrosia lingua* (Thunb.) Farwell 的
　　　　　　全草。

【识别要点】多年生附生草本。根状茎细长，横生，与叶柄密被棕色披
　　　　　　针形鳞片，顶端渐尖，盾状着生。叶远生，近二型，叶片
　　　　　　披针形至长椭圆状披针形，先端渐尖，基部渐狭并下延于
　　　　　　叶柄，全缘，不育叶和能育叶同型或略短而阔。孢子囊群
　　　　　　满布于叶背面或上部。10 月生孢子。

【生境分布】多附生于林下树干或溪边石上。分布于华东、中南、西南
　　　　　　等地。

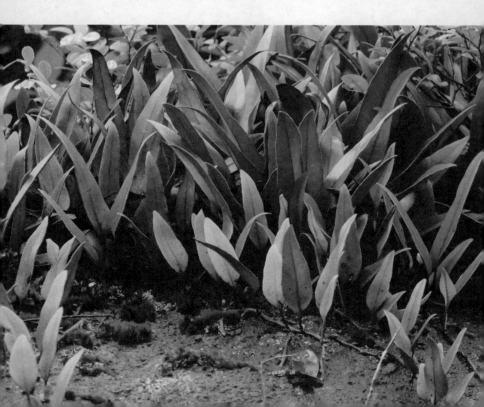

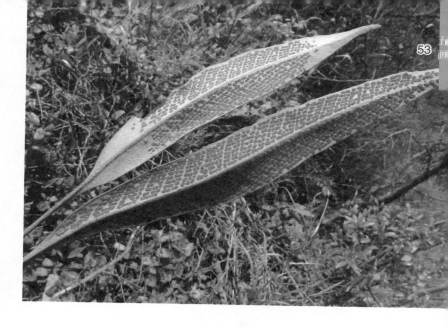

【性味功能】味苦、甘，性微寒。利水通淋，清肺化痰，凉血止血。

【用量用法】9~15克，水煎服；外用适量，研末调敷患处。

【使用禁忌】阴虚及无湿热者忌用。

【民间验方】1.急性肾炎：石韦20克，鸡眼草、大蓟各15克，水煎服。

2.泌尿系统感染：石韦、萹蓄、车前草各15克，水煎，酌加白糖调服。

3.泌尿系统结石：石韦、茅莓全草各30克，海金沙藤、车前草各15克，水煎服。

4.吐血、鼻衄：鲜石韦、白茅根各15～30克，水煎服。

5.哮喘声哑：石韦60克，冬瓜糖30克，水炖服。

6.放疗和化疗引起的白细胞下降：石韦30克，大枣15克，甘草3克，水煎服。

....

【典籍说药】1.《神农本草经》："主劳热邪气，五癃闭不通，利小便水道。"

2.《本草崇原》："石韦助肺肾之精气，上下相交，水津上濡，则上窍外窍皆通，肺气下化，则水道行而小便利矣。"

3.《本经逢原》："石韦，其性寒利，故《本经》治劳热邪气，指劳力伤津，癃闭不通之热邪而言，非虚劳之谓。"

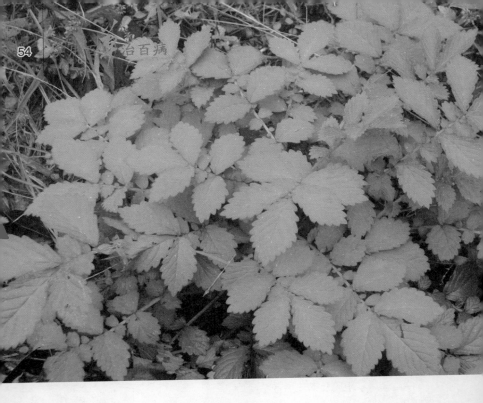

▶龙芽草

【别　　名】仙鹤草、金顶龙芽、龙牙草、脱力草、黄花仔草。

【来　　源】为蔷薇科植物龙芽草 *Agrimonia pilosa* Ldb. 的地上部分。

【识别要点】多年生草本。奇数羽状复叶互生，叶有大小2种，相间
生于叶轴上，较大的小叶3～4对，稀2对，向上减少
至3小叶，小叶几无柄，倒卵形至倒卵状披针形。总状
花序单一或2～3个生于茎顶；花黄色。瘦果。花、果
期5～12月。

【生境分布】生于溪边、路旁、草地、灌丛、林缘及疏林下。我国南北
各地均有分布。

【性味功能】味苦、涩，性平。收敛止血，截疟，止痢，解毒，补虚。

【用量用法】10～15克，水煎服；外用适量，捣烂敷或熬膏涂敷患处。

【民间验方】1. 细菌性痢疾：龙芽草、兰花参、土丁桂各 24 克，水煎酌加糖调服。

2. 肾虚泄泻：龙芽草 30 克，巴戟天根 9 克，小茴香 3 克，大枣 5 枚，水煎服。

3. 吐血、鼻衄、下血：鲜龙芽草 30~45 克，清水 2 杯，醋 1 杯，煎存 1 杯半，内服。如系衄血，除内服外，并以醋滴入鼻孔中，止血尤为迅速。

4. 消化道出血：龙芽草 15 克，水煎，冲侧柏叶（炒黑研末）15 克服。

5. 肺结核咯血：鲜龙芽草 50 克，鲜旱莲草、侧柏叶各 30 克，水煎服。

6. 脱力劳伤：龙芽草 30 克，猪瘦肉适量，水炖服。

【典籍说药】1.《宝庆本草折衷》："茎叶，治金疮，止血，熟捣敷贴之。"

2.《本草纲目拾遗》："葛祖方，消宿食，散中满，下气。疗吐血各病，翻胃噎膈，疟疾，喉痹，闪挫，肠风下血，崩痢，食积，黄白疸，疔肿痈疽，肺痈，乳痈，痔肿。"

3.《本草求原》："叶蒸醋，贴烂疮，最去腐、消肿，洗风湿烂脚。"

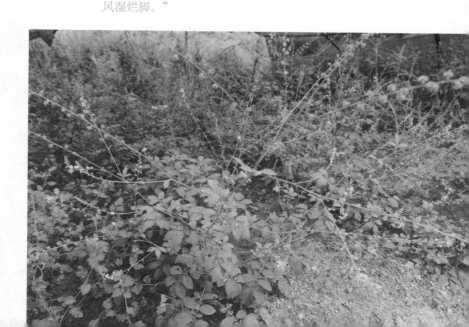

▶叶下珠

【别　　名】珍珠草、真珠草、夜合草、疳积草、叶后珠、珠仔草。

【来　　源】为叶下珠科植物叶下珠 *Phyllanthus urinaria* L. 的全草。

【识别要点】一年生草本。茎直立，通常带紫红色，具翅状纵棱。叶互生，叶片长椭圆形。花小，单性，雌雄同株，无花瓣，结果后中部呈紫红色。蒴果。花期 5~10 月，果期 7~11 月。

【生境分布】生于山坡、路旁、田边。分布于安徽、浙江、江西、福建、台湾、湖北、湖南、广东、海南、广西、四川、贵州、云南等地。

【性味功能】味微苦，性凉。清热解毒，利尿消肿，清肝明目，消积。

【用量用法】15 ~ 30 克，水煎服；外用鲜品适量，捣烂敷患处。

【民间验方】*1.* 急性肾盂肾炎：鲜叶下珠 40 克，白花蛇舌草 30 克，车

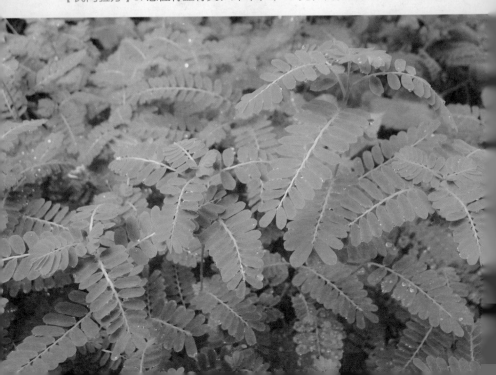

前草20克，水煎，分3次服，每日1剂，连用3～5天。

2. 急性膀胱炎：叶下珠、车前草、金丝草各30克，水煎服。

3. 尿道结石：叶下珠、玉米须各60克，连钱草、海金沙藤各30克，水煎服。

4. 小儿疳积：叶下珠15～30克，加鸡肝或鸭肝1个，水炖服。

5. 风火赤眼：叶下珠、截叶铁扫帚各30克，菊花、桑叶各10克，水煎服。

【典籍说药】1.《生草药性备要》："治小儿疳眼、疳积，煲肉食或煎水洗，又治亡乳汁，治主米疳者最效。"

2.《植物名实图考》："能除瘴气。"

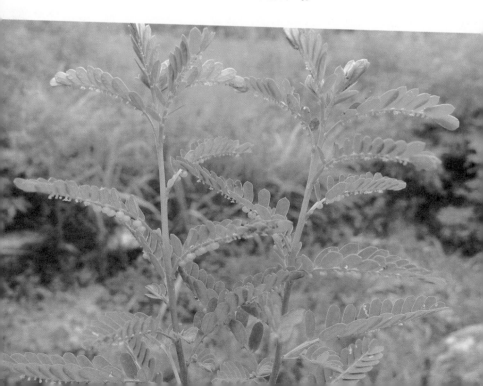

▶ 白花蛇舌草

【别　　名】蛇舌草、蛇舌癀、蛇总管、二叶葎、珠仔草。

【来　　源】为茜草科植物白花蛇舌草 *Hedyotis diffusa* Willd. 的全草。

【识别要点】一年生无毛纤细披散草本。叶对生，无柄，线形，先端短尖，基部渐狭成柄，边缘干后常背卷。花 4 数，单生或双生于叶腋；花冠白色。蒴果。花、果期 5 ～ 11 月。

【生境分布】生于湿润的田埂、沟边、路旁和旷地。分布于我国东南至西南部各地。

【性味功能】味苦、甘，性凉。清热解毒，活血利尿，消肿止痛。

【用量用法】15 ～ 30 克，水煎服；外用鲜品适量，捣烂敷患处。

【使用禁忌】孕妇慎用。

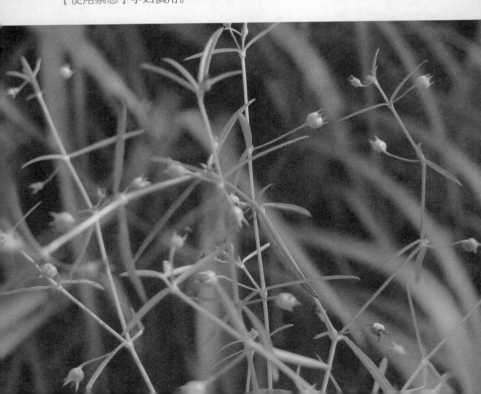

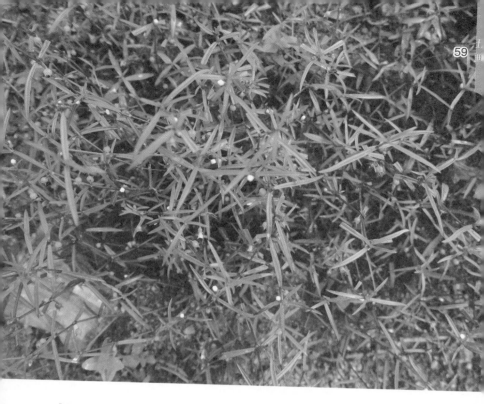

【民间验方】1. 痢疾：鲜白花蛇舌草 30 克，鲜飞扬草、厚朴、神曲各 15 克，水煎服。

2. 急性肾盂肾炎：白花蛇舌草、白茅根、车前草各 30 克，水煎服。

3. 慢性肾盂肾炎：白花蛇舌草、益母草各 30 克，水煎服。

4. 尿路感染：白花蛇舌草、金银花各 30 克，石韦、野菊花各 9 克，水煎服。

5. 小儿心脾蕴热、舌红唇干、舌头频频外伸：白花蛇舌草、积雪草、马齿苋各 6 克，水煎，调蜂蜜频给服。

【典籍说药】1.《全国中草药汇编》："清热解毒，利尿消肿，活血止痛。主治恶性肿瘤，阑尾炎，肝炎，泌尿系统感染，支气管炎，扁桃体炎，喉炎，跌打损伤；外用治疮疖痈肿，毒蛇咬伤。"

2.《中华本草》："清热解毒，利湿。主治肺热喘咳，咽喉肿痛，肠痈，疖肿疮疡，毒蛇咬伤，热淋涩痛，水肿，痢疾，肠炎，湿热黄疸，癌肿。"

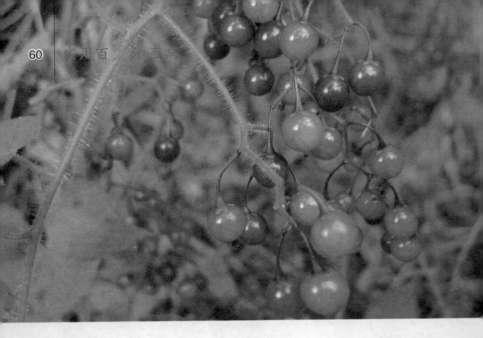

▶白 英

【别　　名】白毛藤、蜀羊泉、葫芦草、葫芦藤、毛风藤。

【来　　源】为茄科植物白英 *Solanum lyratum* Thunb. 的全草。

【识别要点】多年生蔓生草本。基部木质化，上部草质，茎、叶和叶柄密被具节的长柔毛。叶互生，叶片多戟形或琴形。聚伞花序顶生或腋外侧生；花冠蓝紫色或白色。浆果。花期 7 ~ 9 月，果期 10 ~ 11 月。

【生境分布】生于阴湿的路边、山坡、竹林下及灌木丛中。分布于华东、中南、西南，以及山西、陕西、甘肃、台湾等地。

【性味功能】味苦、甘，性寒，有小毒。清热利湿，解毒消肿。

【用量用法】15 ~ 30 克，水煎服；外用鲜品适量，捣烂敷或煎水洗患处。

【使用禁忌】《中华本草》："白毛藤有小毒，不宜过量服用，否则会出现咽喉灼热感及恶心、呕吐、眩晕、瞳孔散大等中毒反应。"

【民间验方】1. 急性黄疸性肝炎：白英、虎杖、鱼腥草、车前草各 30 克，水煎服。

2. 胆囊炎：白英 60 克，栀子 24 克，金钱草 30 克，水煎服。

3. 湿热带下：白英 30 克，地菍根、三白草根、白马骨根各 15 克，水煎服。

4. 荨麻疹：白英 30 克，茜草 12 克，紫茉莉根、星宿菜各 15 克，酢浆草 9 克，水煎，冲酒少许服。

....

【典籍说药】 1.《神农本草经》："主寒热、八疸、消渴，补中益气，久服轻身延年。"

2.《本草拾遗》："主烦热，风疹，丹毒，疟瘴寒热，小儿结热。"

3.《分类草药性》："治惊风，咳嗽。"

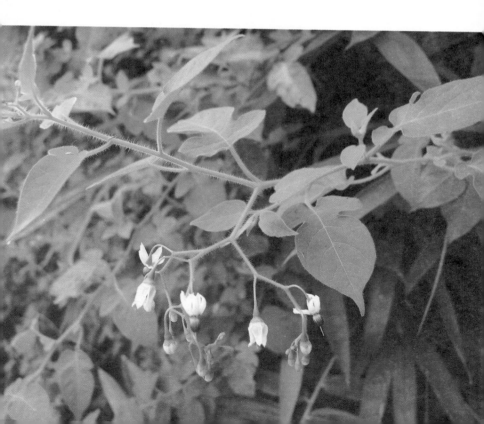

▶白苞蒿

【别　　名】鸭脚艾、鸭脚菜、甜菜子、四季菜、土鳅菜、白花蒿。

【来　　源】为菊科植物白苞蒿 *Artemisia lactiflora* Wall. ex DC. 的全草。

【识别要点】多年生草本，全株有香气。基生叶与茎下部叶宽卵形或长卵形，中部叶卵圆形或长卵形，二回或一至二回羽状全裂；上部叶与苞片叶略小，羽状深裂或全裂。头状花序排成密穗状圆锥花丛；花白色或浅黄色，全为管状。瘦果。花、果期 8 ~ 11 月。

【生境分布】生于林缘、林下、路旁、灌丛下、村庄周围湿地，或栽培。分布于华东、中南、西南至西部各地区。

【性能主治】味辛、苦，性微温。活血通经，理气化湿，祛风止痒。

【用量用法】15 ~ 30 克，水煎服；外用鲜品适量，捣烂敷患处。

【使用禁忌】孕妇忌服。

【民间验方】1. 闭经、痛经、产后瘀血痛：白苞蒿 30 ~ 60 克，淡菜（贻贝）125 克，黄酒 125 毫升，炖服。

2. 白带异常：鲜白苞蒿、地苓根各 30 ~ 60 克，水煎服。

3. 风湿腰痛：白苞蒿 50 ~ 100 克，猪骨头适量，或鸡蛋 2 个，水炖服。

4. 皮肤瘙痒：鲜白苞蒿、刺蓼、艾叶各适量，水煎洗患处。

【典籍说药】1.《生草药性备要》："消血通经。疗霍乱水泻，止痔疮血出，汤火伤；治心气痛，水胀；又治大小便血。"

2.《本草纲目拾遗》："治脚气，疝气。"

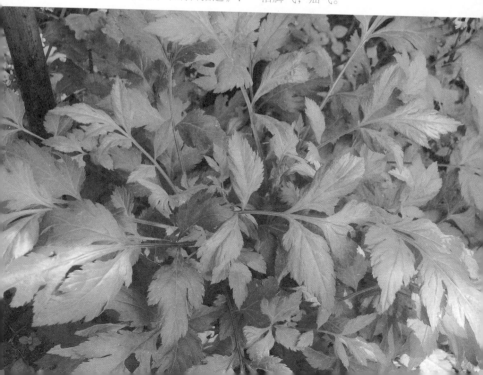

▶ 瓜子金

【别　　名】金锁匙、金牛草、远志草、瓜子草。

【来　　源】为远志科植物瓜子金 *Polygala japonica* Houtt. 的全草。

【识别要点】多年生草本。单叶互生；叶卵形或卵状披针形，两面无毛或被短柔毛。总状花序与叶对生，或腋外生，最上1个花序低于茎顶；花瓣3，白色至紫色。蒴果。花期4~5月，果期5~8月。

【生境分布】生于林下、山坡草地、路旁、田埂上或田岸边。分布于东北、华北、西北、华东、中南、西南和台湾等地。

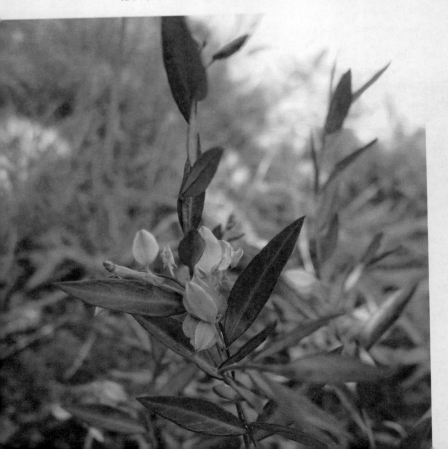

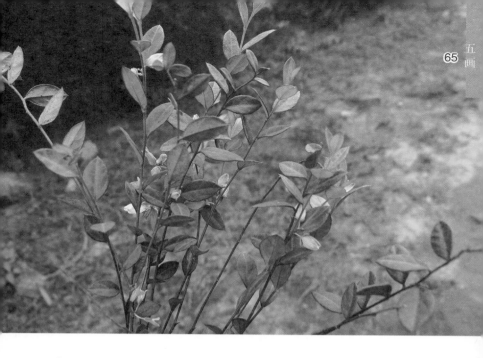

【性味功能】味辛、苦，性平。祛痰止咳，活血消肿，解毒止痛。

【用量用法】15~30 克，水煎服；外用鲜品适量，捣烂敷患处。

【使用禁忌】孕妇慎服。

【民间验方】1. 咽喉肿痛：瓜子金、一点红、白花蛇舌草各 15 克，水煎服。

2. 妇女月经不调：瓜子金 7 株，白糖 60 克，捣烂绞汁，经后 3 天服之。

3. 劳损腰痛：瓜子金 30 克，鸡蛋 2 个，加水共煮，吃蛋喝汤。

4. 小儿疳积：瓜子金、截叶铁扫帚、勾儿茶各 6 克，白马骨 9 克，水煎，取汤炖动物的肝脏服。

5. 毒蛇咬伤：瓜子金、半边莲、元宝草根各适量浸白酒中，取液涂伤口周围，另取鬼针草、鱼腥草各 30 克，水煎服。

【典籍说药】1.《生草药性备要》："理跌打，去瘀生新；能接骨续筋，止痛消肿，散毒。"

2.《植物名实图考》："破血，起伤，通关。"

3.《分类草药性》："走表散寒，治头风，开胃进食。"

▶半边旗

【别　　名】半边蕨、单边旗、甘草蕨、甘草凤尾蕨。

【来　　源】为凤尾蕨科植物半边旗 *Pteris semipinnata* L. Sp. 的全草。

【识别要点】多年生草本。根状茎长而横走，先端及叶柄基部被褐色
　　　　　　鳞片。叶簇生；孢子叶长圆状披针形，二回半边深羽裂；
　　　　　　羽片半三角形至三角形；孢子叶裂片仅先端有1尖刺或
　　　　　　具2~3个尖锯齿。孢子囊群线形，生于裂片边缘的边脉
　　　　　　上。5~11月生孢子。

【生境分布】生于林下、岩缝中、路旁阴湿地等酸性土壤上。分布于
　　　　　　华南、西南及浙江、江西、福建、台湾、湖南等地。

【性味功能】味苦、辛，性凉。清热利湿，凉血止血，消肿解毒。

【用量用法】9~30克，水煎服；外用鲜品适量，捣烂敷或煎水洗患处。

【民间验方】*1.* 肠炎、痢疾：半边旗、鱼腥草、铁苋菜、凤尾草各30克，

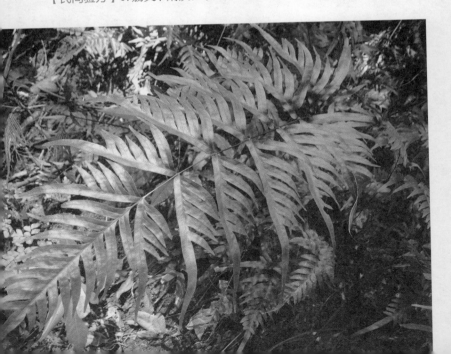

水煎服。

2. 细菌性痢疾：鲜半边旗、鱼腥草、凤尾草各 30 克，水煎服。

3. 小便不利：鲜半边旗 30~60 克，水煎服。

4. 外伤出血：鲜半边旗嫩叶适量，酌加白糖，捣烂敷患处。

5. 皮肤瘙痒：鲜半边旗、金毛耳草、马齿苋各适量，水煎熏洗患处。

··

【典籍说药】1.《岭南采药录》："凡毒蛇咬伤，可将叶捣烂，和片糖敷；治疮疖，煎水洗。"

2.《中国药用孢子植物》："疏解风寒，化湿消肿，清热解毒。治菌痢肠炎、肝炎、结膜炎、跌打肿痛、疮疡疖肿、毒蛇咬伤、外伤出血等。"

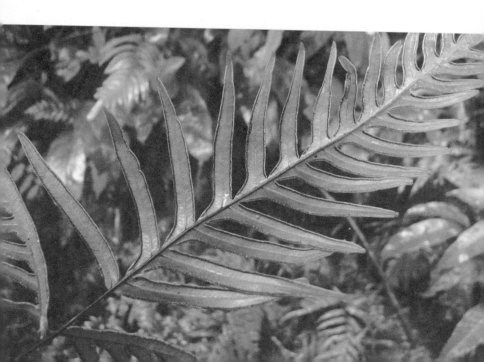

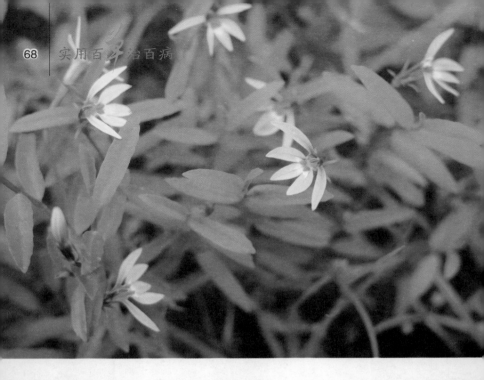

▶半边莲

【别　　名】急解索、蛇舌草、半边花、半边菊、鱼尾花、小莲花草。

【来　　源】为桔梗科植物半边莲 *Lobelia chinensis* Lour. 的全草。

【识别要点】多年生草本。茎细长，多匍匐地面，在节上生根，分枝
直立，折断有白色乳汁渗出。叶互生，叶片狭披针形或条
形。花两性，通常1朵，生于分枝的上部叶腋，花冠粉红
色或白色。蒴果。花期5～8月，果期8～10月。

【生境分布】生于水田边、沟边、园圃及潮湿的阴坡荒地。分布于江苏、
安徽、浙江、江西、福建、台湾、湖北、湖南、广东、广西、
四川、贵州、云南等地。

【性能主治】味辛，性平。清热解毒，利尿消肿。

【用量用法】9～15克，水煎服；外用鲜品适量，捣烂敷或捣汁调涂
患处。

【使用禁忌】虚证水肿者忌服。

【民间验方】 *1.* 黄疸：半边莲、马蹄金各 30 克，积雪草、白马骨各 15 克，水煎服。

2. 尿路感染：半边莲、叶下珠、车前草各 30 克，白茅根 60 克，檵木根 15 克，水煎服。

3. 闭经：鲜半边莲、白花益母草、马蹄金各 30 克，鲜山血丹根、栀子根、马兰根各 15 克，水煎，饭前服。

4. 小儿夏季热：鲜半边莲、天胡荽、马蹄金各 15 克，捣烂，冲开水取汁，分 3 次饭后服。

5. 毒蛇咬伤（青竹蛇咬伤尤效）：鲜半边连 30 ~ 60 克，糯米少许，共捣烂外贴伤处；另取鲜半边莲 500 克，捣烂绞汁服。

【典籍说药】 *1.*《滇南本草》："主治血痔、牡痔、牝痔、羊乳痔、鸡冠痔、翻花痔及一切疮毒最良；枝叶熬水，洗诸毒疮、癣，其效如神。"

2.《本草纲目》："治蛇虺伤。又治寒齁气喘及疟疾寒热。"

3.《本草求原》："消肿散毒，治恶疮、蛇伤。"

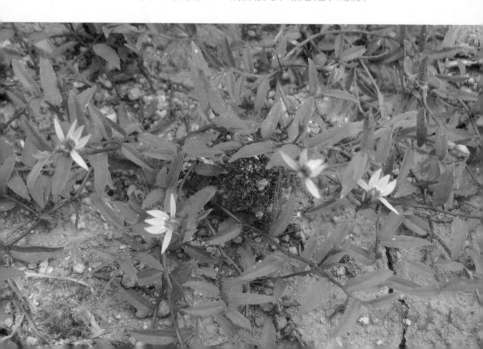

▶半枝莲

【别　　名】狭叶韩信草、并头草、牙刷草、向天盏、耳挖草。

【来　　源】为唇形科植物半枝莲 *Scutellaria barbata* D. Don 的全草。

【识别要点】多年生草本。叶对生，三角状卵形或披针形，两面沿脉上疏被紧贴的小毛或几无毛。花成对生于花序轴上，偏于一侧，排列成顶生或腋生的总状花序；花冠紫蓝色。小坚果。花、果期 4 ~ 7 月。

【生境分布】生于田埂、溪沟边或湿润草地上。分布于华东、华南、西南，以及河北、陕西南部、河南、湖北、湖南等地。

【性味功能】味辛、苦，性寒。清热解毒，化瘀利尿。

【用量用法】15 ~ 30 克，水煎服；外用鲜品适量，捣烂敷患处。

【使用禁忌】孕妇慎服。

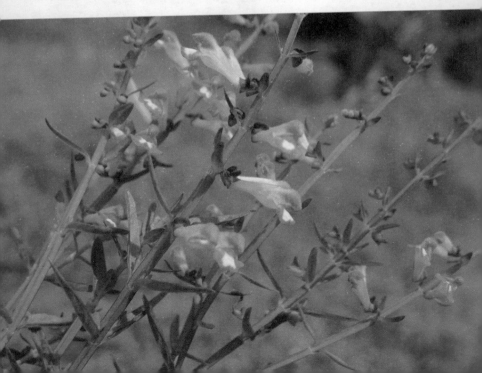

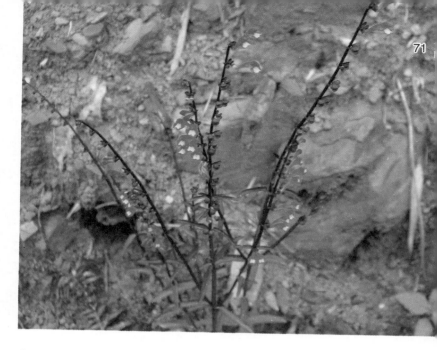

【民间验方】 *1.* 急性黄疸性肝炎：鲜半枝莲、白英、白马骨、地耳草各 30 克，水煎，酌加白糖调服。

2. 食管癌：鲜半枝莲、白花蛇舌草、三白草根、半边莲各 30 克，水煎服。

3. 咽喉肿痛：鲜半枝莲、马鞭草各 24 克，射干 6 克，食盐少许，水煎服。

4. 白带异常：半枝莲、鸡血藤各 30 克，野菊花、爵床、白马骨各 15 克，水煎服。

5. 卵巢囊肿实热证：半枝莲、白花蛇舌草、夏枯草、益母草、山楂各 15 克，水煎服。

6. 急性乳腺炎初起：半枝莲 30 克，水煎服；另取鲜半枝莲适量，捣烂敷患处。

【典籍说药】 *1.*《全国中草药汇编》："清热解毒，活血祛瘀，消肿止痛，抗癌。主治肿瘤，阑尾炎，肝炎，肝硬化腹水，肺脓疡；外用治乳腺炎，痈疖肿毒，毒蛇咬伤，跌打损伤。"

2.《中华本草》："清热解毒，散瘀止血，利尿消肿。主治热毒痈肿，咽喉疼痛，肺痈，肠痈，瘰疬，毒蛇咬伤，跌打损伤，吐血，衄血，血淋，水肿，腹水及癌症。"

▶ 地耳草

【别　　名】田基黄、七寸金、黄花草、金锁匙、七层塔、黄花仔。

【来　　源】为金丝桃科植物地耳草 *Hypericum japonicum* Thunb. ex Murray 的全草。

【识别要点】一年生或多年生草本。茎具 4 棱。叶对生；叶片通常卵形或卵状三角形至长圆形或椭圆形，具黑色腺点。聚伞花序顶生；花小，淡黄至橙黄色。蒴果。花期 3~5 月，果期 6~10 月。

【生境分布】生于田边、沟边、草地、路旁等湿地。分布于长江流域及其以南各地。

【性味功能】味甘、苦，性微寒。清热利湿，活血破瘀，消肿解毒。

【用量用法】15~30 克，水煎服；外用鲜品适量，捣烂敷患处。

【使用禁忌】孕妇忌服。

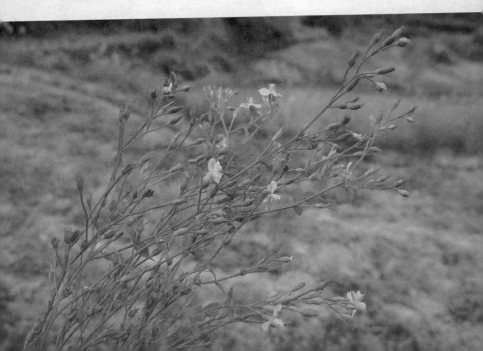

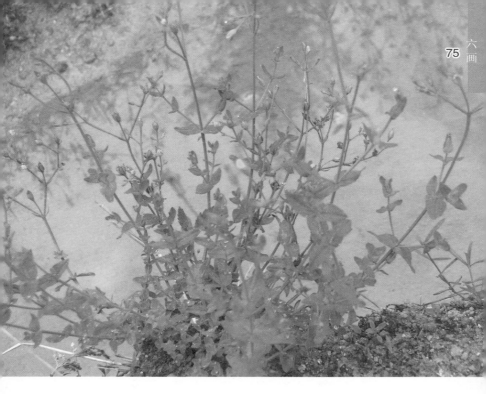

【民间验方】 1. 急性黄疸性肝炎：地耳草、车前草各 15 克，白茅根、
栀子各 12 克，水煎服。

2. 急性肾炎：地耳草 30 克，金丝草、地胆草、土牛膝、
猫须草各 15 克，水煎服。

3. 感冒发热：地耳草 15 克，薄荷 6 克，鱼腥草 10 克，陈
皮 3 克，水煎服。口渴加栀子 2 枚，或葛根 3 克。

4. 肋间神经痛：地耳草、青蒿、郁金各 15 克，青皮 10 克，
水煎服。

5. 急性扁桃体炎：地耳草、积雪草、白花蛇舌草各 15 克，
水煎服，每日 1 ~ 3 次。

【典籍说药】 1.《生草药性备要》："治酒病，消肿胀，解蛊毒，敷大
恶疮，理疳疮肿。"

2.《分类草药性》："解一切蛇虫毒，清火，止泄泻，刀
伤用良。"

3.《岭南采药录》："去硝黄火毒，敷虾箝疮，理跌打、
蛇伤。"

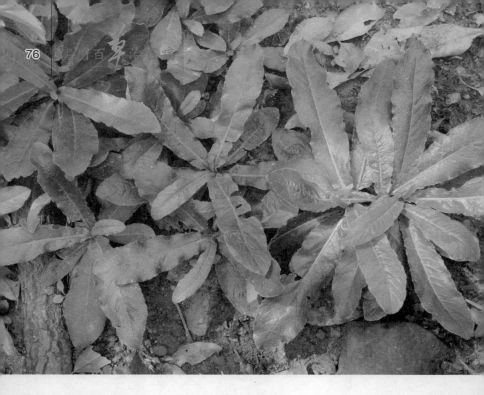

▶ 地胆草

【别　　名】苦地胆、地苦胆、地胆头、牛托鼻、地枇杷。

【来　　源】为菊科植物地胆草 *Elephantopus scaber* L. 的全草。

【识别要点】多年生草本。茎直立，被白色粗硬毛。单叶，大都为基生，叶片匙形、长圆状匙形或长圆状披针形。头状花序约有小花 4 个，淡紫色，全为两性花。瘦果。花期 7 ~ 11 月，果期 11 月至翌年 2 月。

【生境分布】生于山坡、路旁、田埂、旷野草丛中、山谷疏林中。分布于江西、福建、台湾、广东、海南、广西、贵州、云南等地。

【性味功能】味苦、辛，性寒。清热利湿，凉血解毒。

【用量用法】15 ~ 30 克，水煎服；外用适量，捣烂敷或煎水熏洗患处。

【使用禁忌】孕妇忌服。

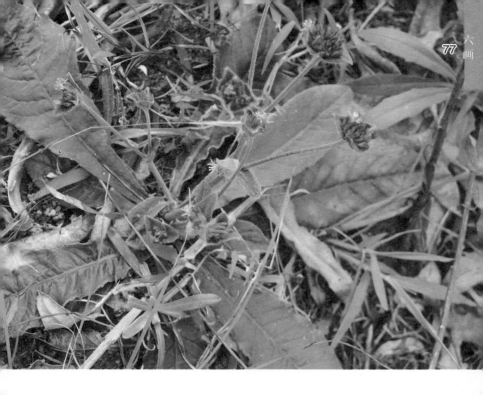

【民间验方】 *1.* 感冒咳嗽、头痛：地胆草、葱头各 30 克，紫苏 9 克，红糖少许，水炖服。

2. 急性肾炎：地胆草、丁香蓼、车前草各 30 克，水煎服。

3. 慢性肾炎：地胆草 60 克，杠板归、车前草、金樱子各 30 克，水煎服。

4. 小儿急性肾炎：地胆草、薏米根各 15 ～ 30 克，蒲公英 15 克，益母草 10 克，水煎分次服。

5. 湿脚气（中医脚气病）：地胆草全草 30 ～ 60 克，赤小豆或黄豆 30 克，水煎服。

【典籍说药】 *1.*《滇南本草》："治咽喉疼痛，洗疔疮肿毒。"

2.《生草药性备要》："散疮，凉血，解毒，祛痰，理鼠咬、蛇伤，亦能止血。"

3.《本草纲目拾遗》："叶，可贴热毒疮。"

▶ 地锦草

【别　　名】小飞扬、铺地草、铺地锦、奶草、奶疳草、小号乳仔草。

【来　　源】为大戟科植物地锦草 *Euphorbia humifusa* Willd. 的全草。

【识别要点】一年生草本。茎丛生，平卧，基部分枝，带紫红色。叶对生，长圆形。杯状花序单生于叶腋，淡红色。蒴果。花期 6 ~ 10 月，果实 7 月渐次成熟。

【生境分布】生于荒地、路旁及田间。除广东、广西外，分布全国各地。

【性味功能】味辛，性平。清热解毒，凉血止血，利湿退黄。

【用量用法】10 ~ 15 克，水煎服；外用适量，捣烂敷或研末撒患处。

【使用禁忌】《本草汇言》：“凡血病而因热所使者，用之合宜，设非血热为病，而胃气薄弱者，当斟酌行之。”

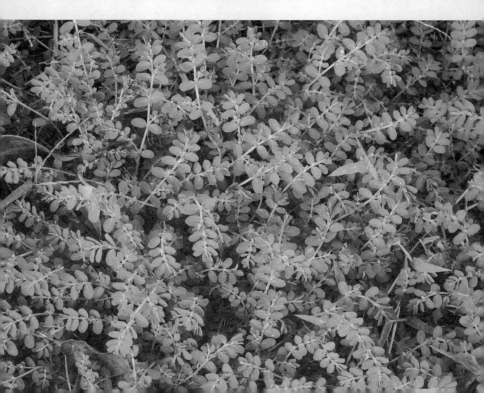

【民间验方】*1.* 细菌性痢疾：鲜地锦草、飞扬、铁苋菜各 30 克，水煎服。

2. 慢性肾盂肾炎：地锦草、丁香蓼、地胆草各 30 克，水煎服。

3. 尿路感染：地锦草、海金沙、爵床各 60 克，车前草 45 克，水煎服。

4. 便血：地锦草、一点红、龙芽草各 30 克，水煎服；或地锦草、兖州卷柏、侧柏叶各 30 克，水煎服。

【典籍说药】*1.*《嘉祐本草》："主通流血脉，亦可用治气。"

2.《本草品汇精要》："主调气和血。"

3.《本草纲目》："主痈肿恶疮，金刃扑损出血，血痢，下血，崩中，能散血止血，利小便。"

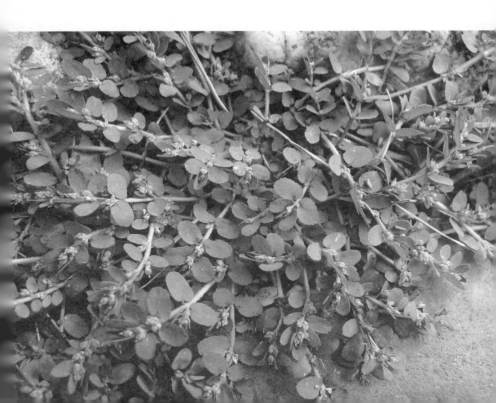

▶江南星蕨

【别　　名】福氏星蕨、疏鳞星蕨、大叶骨牌草、石刀青、七星剑。

【来　　源】为水龙骨科植物江南星蕨 *Neolepisorus fortunei* (T. Moore) Li Wang 带根茎的全草。

【识别要点】多年生草本。根茎粗壮，横生，被卵状披针形鳞片。叶远生，叶片带状披针形，基部下延成狭翅，几达叶柄基部。孢子囊群大，背生于中脉两侧各成一行或不整齐的两行。

【生境分布】生于山谷溪边阴湿地或岩石上。分布于西南，以及陕西、江苏、安徽、浙江、江西、福建、台湾、湖北、湖南、海南、广西等地。

【性味功能】味苦，性寒。清热利湿，凉血解毒。

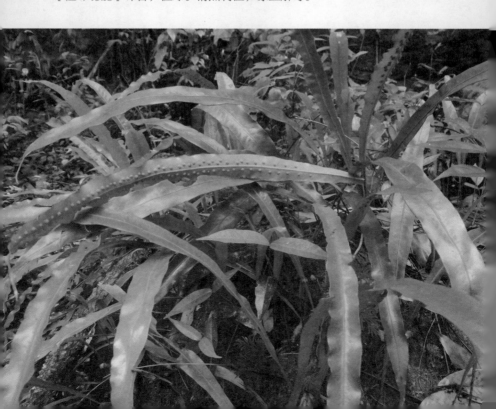

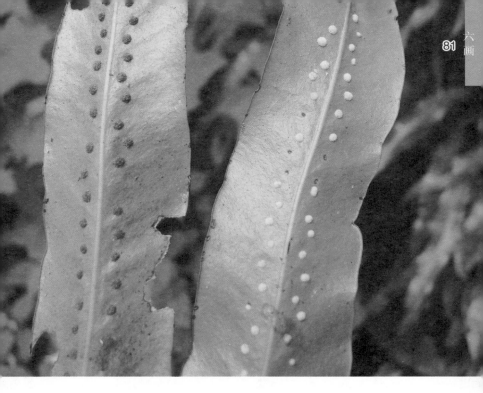

【用量用法】15 ～ 30 克，水煎服；外用鲜品适量，捣烂敷患处。

【使用禁忌】脾胃虚寒者慎服。

【民间验方】 *1.* 肾盂肾炎、尿道炎：江南星蕨、兖州卷柏、海金沙藤、
车前草、地胆草各 15 克，水煎服。
2. 尿道炎：江南星蕨、海金沙藤、车前草各 30 克，水煎服。
3. 暑热小便不利：鲜江南星蕨、鱼腥草、车前草、淡竹叶
各适量，水煎代茶。
4. 痔疮出血、鼻出血：鲜江南星蕨 60 ～ 90 克，捣汁，冲
冷水服。

- -

【典籍说药】 *1.*《草木便方》："解毒，清热，凉血，肿毒，涂发背，通淋，
消结核。"
2.《中国药用孢子植物》："舒筋活络，通淋。治风湿骨痛、
尿路感染、黄疸、支气管炎、哮喘、腹泻与痢疾。"

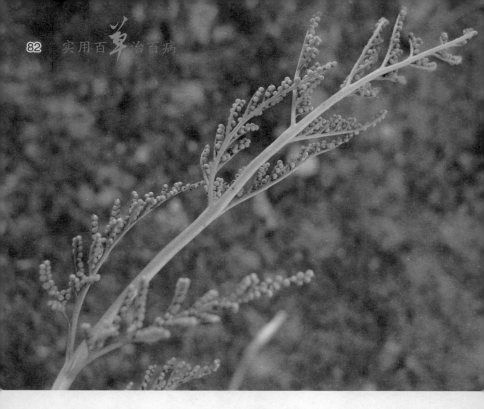

▶ 阴地蕨

【别　　名】小春花、蛇不见、一朵云、鸡爪莲、独脚金鸡。

【来　　源】为瓶尔小草科植物阴地蕨 *Botrychium ternatum* (Thunb.) Sw. 的全草。

【识别要点】多年生草本。植株瘦弱。根茎短，有一簇肉质的根。叶二型。营养叶具柄；叶片阔三角形，三回羽状或羽裂；羽片3~4对，基部一对最大，向上渐小；孢子叶由总柄抽出，具长柄，高出营养叶2~3倍。孢子囊穗圆锥状。

【生境分布】生于山地路旁、灌丛或草丛中。分布于台湾、福建、广东、广西、湖南、湖北、四川、云南、贵州、陕西、江苏、安徽、浙江、江西等地。

【性味功能】味甘、苦，性微寒。清热解毒，平肝息风，止咳平喘，明目去翳。

【用量用法】6~12 克，水煎服；外用鲜品适量，捣烂敷患处。

【使用禁忌】虚寒、体弱及腹泻者忌用。

【民间验方】 1. 肺热咯血：鲜阴地蕨、凤尾草各 30 克，水煎调冰糖服。
2. 风热咳嗽：阴地蕨 6~15 克，萝卜适量，酌加冰糖，炖服。
3. 小儿急惊风：阴地蕨 15 克，酌加冰糖，水炖服。
4. 急性结膜炎：阴地蕨 15~30 克，水煎服。
5. 疮毒：阴地蕨 9~15 克，水煎服。

【典籍说药】 1.《本草图经》："疗肿毒、风热。"
2.《药性考》："吐血能安。"

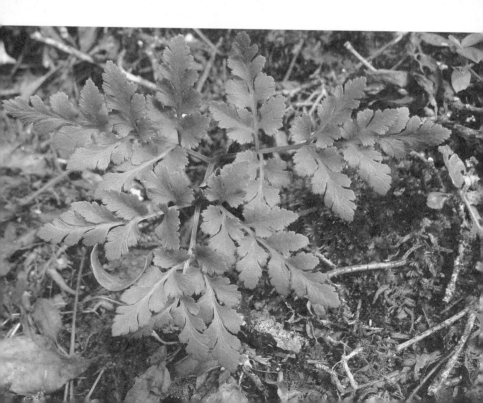

▶ 阴行草

【别　　名】黄花茵陈、铃茵陈、土茵陈、刘寄奴、北刘寄奴。

【来　　源】为列当科植物阴行草 *Siphonostegia chinensis* Benth. 的全草。

【识别要点】一年生草本。全株密被锈色短毛。叶对生，广卵形，两面皆密被短毛，缘作疏远的二回羽状全裂；无柄或有短柄。花对生于茎枝上部，或有时假对生，构成稀疏的总状花序；花冠上唇红紫色，下唇黄色。蒴果。花期 6～8 月，果期 8～10 月。

【生境分布】生于山坡路旁。全国各地均有分布。

【性味功能】味苦，性凉。清热利湿，凉血止血，活血祛瘀，消肿解毒。

【用量用法】15～30 克，水煎服；外用鲜品适量，捣烂敷患处。

【使用禁忌】孕妇忌服。

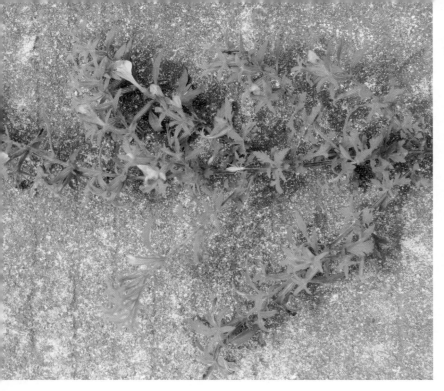

【民间验方】 *1.* 急性黄疸性肝炎：阴行草、白马骨根、栀子根、兖州卷柏各 30 克，水煎服。

2. 乙型肝炎：阴行草、绣花针、兖州卷柏、白英、马蹄金、白马骨、黄花倒水莲、车前草、海金沙藤各 15 克，板蓝根 10 克，水煎代茶。大便不通者加虎杖 15 克。

3. 胆囊炎：阴行草、地耳草、海金沙、大青叶、白花蛇舌草、葨芝各 15 克，水煎服。

4. 热淋：鲜阴行草 30 克，淡竹叶、灯心草鲜全草各 15 克，水煎服。

5. 尿道炎：阴行草、海金沙藤各 30 克，车前草 15 克，水煎服。

【典籍说药】 *1.*《滇南本草》："利小便，疗胃中湿热，痰发黄，或眼仁发黄，或周身黄肿，消水肿。"

2.《植物名实图考》："治饱胀，顺气化痰，发诸毒。"

七
画

▶ 杠板归

【别　　名】扛板归、河白草、蛇不过、穿叶蓼、三角藤、蛇倒退。

【来　　源】为蓼科植物杠板归 *Polygonum perfoliatum* L. 的全草。

【识别要点】多年生蔓生草本。茎有棱，棱上有倒钩刺。叶互生，叶柄盾状着生，叶片近三角形，下面叶脉疏生钩刺。短穗状花序；花白色或淡红色。瘦果。花期 6～8 月，果期 9～10 月。

【生境分布】生于荒芜的沟岸、河边及村庄附近。全国各地均有分布。

【性味功能】味酸，性微寒。清热解毒，利水消肿，止咳。

【用量用法】15～30 克，水煎服；外用鲜品适量，捣烂敷或煎水洗患处。

【使用禁忌】孕妇慎服。

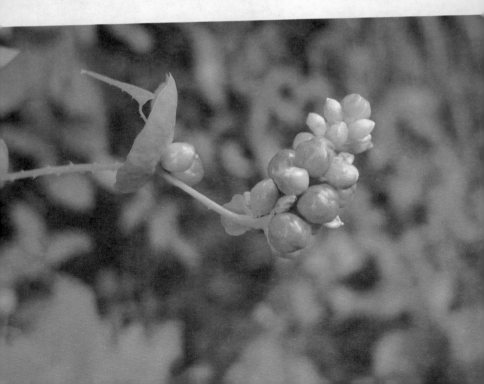

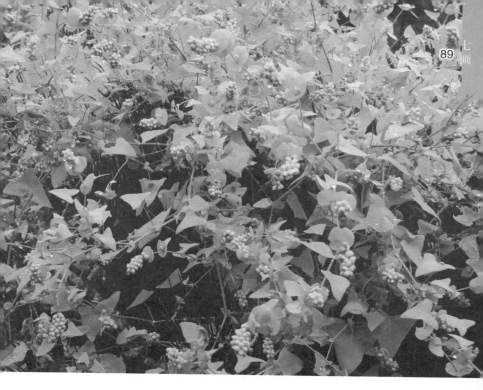

【民间验方】 *1.* 上呼吸道感染：杠板归、一枝黄花、千里光、鬼针草各 30 克，水煎代茶饮。

2. 急性扁桃体炎：杠板归 60 克，石豆兰 30 克，一枝黄花 15 克，水煎服。

3. 带状疱疹：鲜杠板归适量捣汁，与少许冰片、雄黄末调匀涂患处。

4. 毒蛇咬伤：鲜杠板归 120 克，捣烂绞汁，开水冲服；另用鲜全草捣烂绞汁，调雄黄末敷患处。

5. 过敏性皮炎、湿疹：杠板归、苍耳草、千里光、一见喜各 30 克，煎水洗患处。

【典籍说药】 *1.*《生草药性备要》："止泻，浸疳，疔、痔疮，能散毒。"

2.《采药志》："治翻胃噎膈，疟疾，吐血，便血，喉痹，食积心疼，虚饱腹胀，阴囊肿大，跌打内肭，发背，疔疮，乳痈，产后遍身浮肿。"

3.《本草纲目拾遗》："治臌胀，水肿，痞积，黄白疸，疟疾久不愈，鱼口便毒，痰癖，跌打，一切毒蛇伤。"

▶杏香兔儿风

【别　　名】一枝香、兔儿箭、兔儿风、金边兔儿、金边兔耳草。

【来　　源】为菊科植物杏香兔儿风 *Ainsliaea fragrans* Champ. 的全草。

【识别要点】多年生草本。茎直立，花葶状，被褐色长柔毛。叶聚生于
　　　　　　茎的基部，莲座状或呈假轮生，叶片卵形、狭卵形或卵状
　　　　　　长圆形。头状花序多数，排成总状；花白色。瘦果。花、
　　　　　　果期 8 ～ 12 月。

【生境分布】生于疏林下、林缘坡地、沟边草丛、田边路旁。分布于江苏、
　　　　　　浙江、江西、福建、台湾、湖南、广东等地。

【性味功能】味辛、微苦，性平。清热解毒，凉血止血。

【用量用法】9 ～ 15 克，水煎服；外用鲜品适量，捣烂敷患处。

【民间验方】*1.* 宫颈炎、附件炎、盆腔炎：杏香兔儿风 60 克，虎杖、

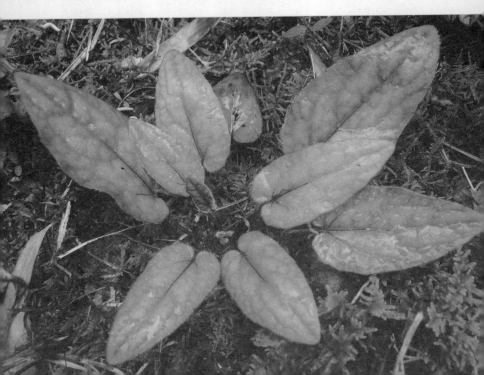

马鞭草各 15 克，鬼针草 15 ~ 30 克，水煎代茶。体虚者加千斤拔、鸡血藤、党参、黄芪；肝郁者加柴胡、香附。

2. 小儿疳积：鲜杏香兔儿风 10~15 克，炖鸭肝或猪瘦肉服。

3. 中耳炎：鲜杏香兔儿风适量，捣烂绞汁滴耳内，每日 3~4 次，每次 2~3 滴。

4. 毒蛇咬伤：杏香兔耳风、蘋各 15 克，糯米适量，捣烂绞汁涂伤口。

5. 疖肿：鲜杏香兔儿风适量，捣烂敷患处。

【典籍说药】 1. 汪连仕《采药书》："入血分，止吐血，治肺痈。"

2.《本草纲目拾遗》："治虚劳吐血。""行血凉血，清肺火。治吐血，痨伤，肺痈，肺痿，黄疸，心疼，跌打，风气，伤力，咳嗽咯血，肿毒。"

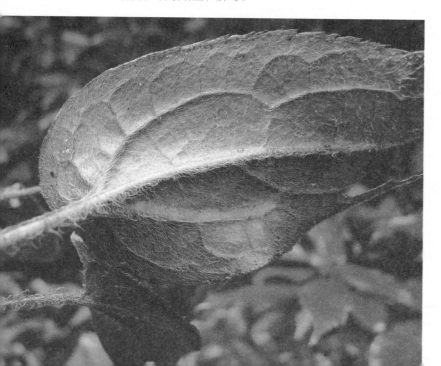

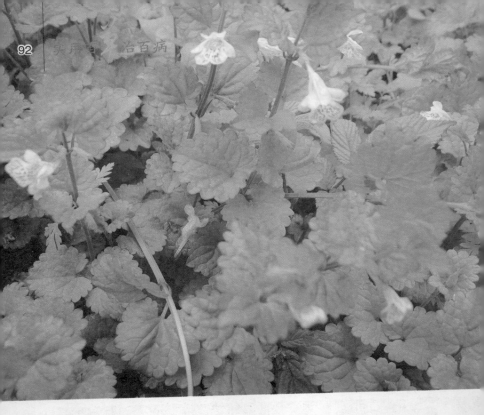

▶ 连钱草

【别　　名】肺风草、遍地金钱、透骨消、金钱薄荷、十八缺草。

【来　　源】为唇形科植物活血丹 *Glechoma longituba* (Nakai) Kupr. 的地上部分。

【识别要点】多年生草本，幼枝部分被疏长柔毛。茎匍匐着地生根，茎上升。叶对生，被长柔毛，叶片心形或近肾形。轮伞状花序；花紫色。小坚果。花期4～5月，果期5～6月。

【生境分布】生于村舍周围、园圃、路旁、草地上或沟边等阴湿处。全国除甘肃、青海、新疆、西藏外，各地均有分布。

【性味功能】味辛、微苦，性微寒。利湿通淋，清热解毒，散瘀消肿。

【用量用法】15～30克，水煎服；外用适量，捣敷或绞汁涂敷。

【使用禁忌】孕妇慎服。

【民间验方】 1. 风寒感冒、咳嗽胸痛、痰清稀：连钱草9克，紫苏、橘皮各6克，生姜3片，水煎服。

2. 急性支气管炎：连钱草15克，鱼腥草、玉叶金花各30克，胡颓子叶10克，水煎服。

3. 泌尿系统结石：连钱草、海金沙各30克，马兰、车前草各15克，水煎服。

4. 肾炎水肿：连钱草、萹蓄各30克，荠菜15克，水煎服。

5. 月经不调：鲜连钱草30克，月季花10克，鸡血藤15克，水煎兑酒服。

【典籍说药】 1.《百草镜》："治跌打损伤，疟疾，产后惊风，肚痛，便毒，痔漏；擦鹅掌风；汁漱牙疼。"

2.《本草纲目拾遗》："祛风，治湿热。"

3.《本草求原》："祛风湿，止骨痛。浸酒，舒筋活络，止跌打闪伤，取汁调酒更效。"

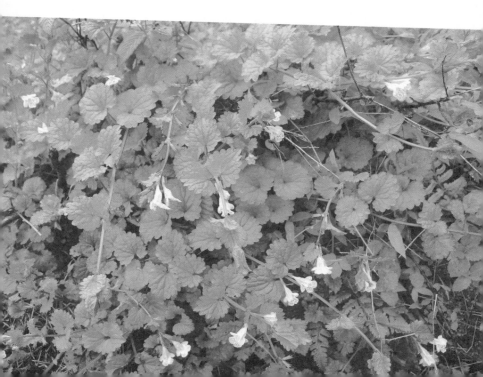

▶ 沙氏鹿茸草

【别　　名】绵毛鹿茸草、白毛鹿茸草、鹿茸草、千年艾、六月雪。

【来　　源】为玄参科植物沙氏鹿茸草 *Monochasma savatieri* Franch. ex Maxim. 的全草。

【识别要点】多年生草本，全株被灰白色绵毛。茎丛生。叶交互对生，由下而上逐渐疏离；叶片由鳞片状逐渐增大成卵状披针形至线状披针形。花少数，单生于茎枝顶端的叶腋，呈顶生总状花序；花序具腺毛；花冠淡紫色或近白色。蒴果。花期 3~4 月，果期 4~5 月。

【生境分布】生于山坡路旁、草丛中或岩石上。分布于福建、江西、浙江、江苏、湖南等地。

【性味功能】味微苦、涩，性平。清热解毒，凉血止血，祛风止痛。

【用量用法】9~30 克，水煎服；外用适量，捣烂敷或煎水洗患处。

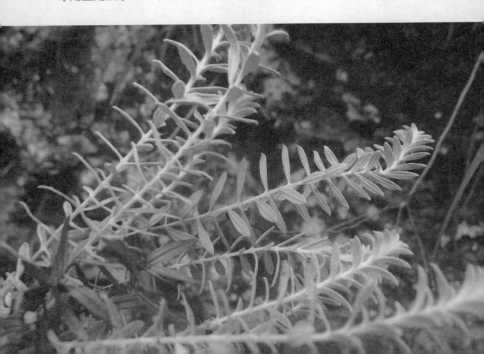

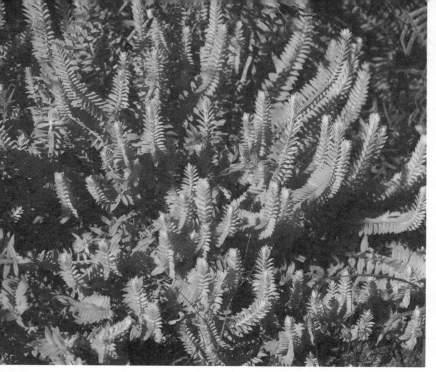

【民间验方】1. 预防流行性感冒：沙氏鹿茸草、鬼针草各 15 克，大青叶、积雪草各 9 克，水煎服，连服 3~4 天。

2. 慢性支气管炎：沙氏鹿茸草 30 克，鱼腥草、鼠麹草各 15 克，水煎服。

3. 肾炎水肿：沙氏鹿茸草、冬瓜皮、玉米须各 30 克，水煎服。

4. 风火牙痛：沙氏鹿茸草 30~50 克，鸭蛋 1 个（稍敲裂），茶油少许，水炖服。

5. 腰痛、腰肌劳损：沙氏鹿茸草 30 克，刀豆壳 15 克，目鱼干（不去骨）1 只，酒、水各半炖服。

【典籍说药】1.《中药大辞典》："治感冒心中烦热，咳嗽，吐血，赤痢，便血，月经不调，风湿骨痛，牙痛，乳痈。"

2.《中华本草》："清热解毒，祛风止痛，凉血止血。主治感冒，咳嗽，肺炎发热，小儿鹅口疮，牙痛，风湿骨痛，疮疖痈肿，月经不调，崩漏，赤白带下，便血，吐血，外伤出血。"

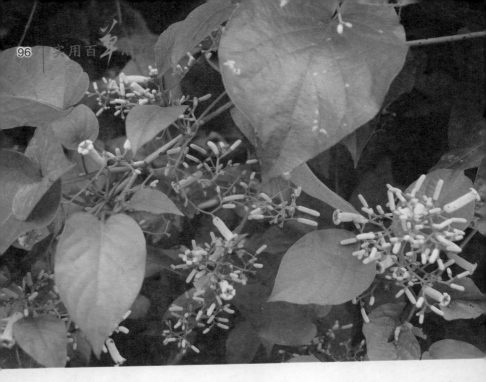

▶ 鸡矢藤

【别　　名】鸡屎藤、臭藤、狗屁藤、臭屎藤、清风藤。

【来　　源】为茜草科植物鸡矢藤 *Paederia foetida* Linn. 的全草。

【识别要点】多年生草质藤本，全株揉后有鸡屎臭味。叶对生，形状变
化很大，卵形、卵状长圆形至披针形。圆锥花序式的聚伞
花序腋生和顶生；花冠浅紫色。果球形。花期 5～7 月，
果期 9～10 月。

【生境分布】生于山坡、林中、林缘、沟谷边灌丛中及村旁篱边。广布
于长江流域及其以南各地。

【性味功能】味辛、微苦，性平。清热解毒，祛风除湿，活血止痛，消
食化积。

【用量用法】15～30 克，水煎服；外用适量，捣烂敷或煎水洗患处。

【民间验方】*1.* 偏头痛、眉棱骨痛：鸡矢藤、夏枯草各 15 克，臭牡丹、
路路通各 10 克，六月雪 20 克，水煎服。

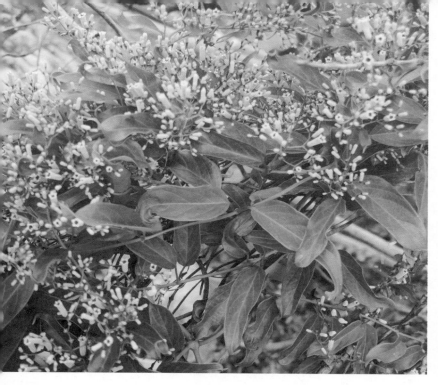

2. 慢性支气管炎：鸡矢藤 30 克，百部 15 克，枇杷叶 10 克，水煎加少许盐服。

3. 瘀滞型闭经和痛经：鸡矢藤 60 克，米泔水 1000 毫升，煎取 500 毫升，分 2 次服。

4. 食积腹泻：鸡矢藤 30 克，水煎服。

5. 小儿疳积：鸡矢藤、夜香牛、白马骨、截叶铁扫帚各 30 克，水煎服。

【典籍说药】1.《生草药性备要》："其头治新内伤，煲肉食，补虚益肾，除火补血；洗疮止痛，消热散毒。其叶擂末加糖煎食，止痢。"

2.《本草纲目拾遗》："中暑者以根、叶作粉食之。虚损者杂猪胃煮服。治瘰疬用根煎酒，未破者消，已溃者敛。"

3.《植物名实图考》："为洗药，解毒，祛风，清热，散寒。敷无名肿毒，并补筋骨。"

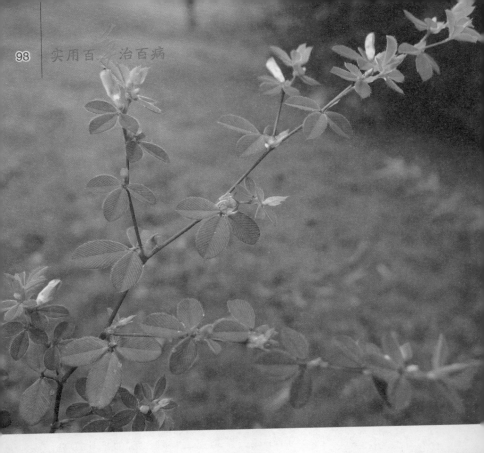

▶ 鸡眼草

【别　　名】掐不齐、人字草、夜合草、夜关门、蚂蚁草、三叶人字草。

【来　　源】为豆科植物鸡眼草 *Kummerowia striata* (Thunb.) Schindl. 的全草。

【识别要点】一年生草本。三出复叶；小叶倒卵形、长倒卵形或长圆形，两面沿中脉及边缘有白色粗毛。花小，单生或 2 ～ 3 朵簇生于叶腋；花冠粉红色或紫色。荚果。花期 7 ～ 9 月，果期 8 ～ 10 月。

【生境分布】生于山坡草地、林缘、林下、路旁及村庄周围。分布于东北、华北、华东、中南、西南等地。

【性味功能】味甘，性平。清热解毒，健脾利湿。

【用量用法】15 ~ 60 克，水煎服；外用鲜品适量，捣烂敷患处。

【民间验方】*1.* 湿热黄疸：鸡眼草、白马骨、虎杖各 30 克，水煎服。

2. 中暑发痧：鲜鸡眼草 90~120 克，水煎代茶。

3. 感冒发热：鸡眼草、爵床、大青叶各 15~30 克，水煎服。

4. 尿道结石：鸡眼草、海金沙藤、连钱草各 30 克，茅莓根 50 克，水煎服。

5. 小儿疳积：鸡眼草 15 ~ 30 克，鸡肝 1 具，水炖服。

【典籍说药】*1.*《本草求原》："治跌打扑肿，解毒。"

2.《植物名实图考》："除火毒。中暑捣取汁，凉水饮之。"

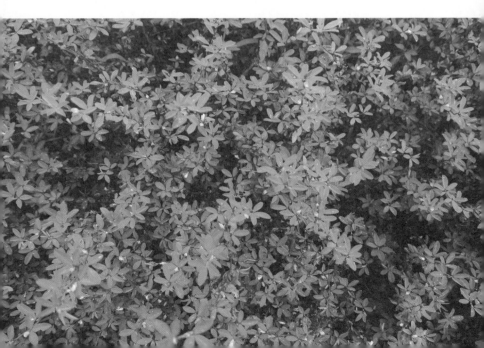

▶青 蒿

【别　　名】香蒿、香青蒿、臭青蒿、草青蒿、细叶蒿、酒饼草。

【来　　源】为菊科植物黄花蒿 *Artemisia annua* L. 的全草。

【识别要点】一年生草本，有浓烈的挥发性香气。茎有纵棱。茎下部叶
宽卵形或三角状卵形，三至四回栉齿状羽状深裂；中部叶
二至三回栉齿状羽状深裂；上部叶与苞片叶一至二回栉齿
状羽状深裂。头状花序球形，多数；花全为管状花，黄色。
瘦果。花、果期 8～11 月。

【生境分布】生于路旁、荒地、山坡、河岸、村庄周围等地，或栽培。
分布于我国南北各地。

【性味功能】味苦、辛，性寒。清虚热，除骨蒸，解暑热，截疟，退黄。

【用量用法】6～15 克，后下，水煎服；外用适量，捣烂敷或煎水洗
患处。

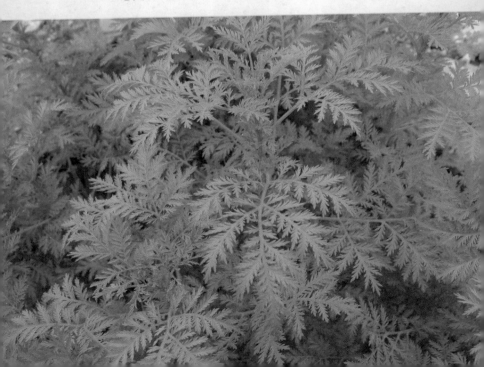

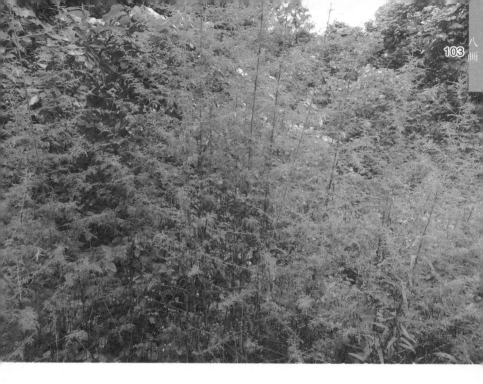

【使用禁忌】《本草经疏》："产后血虚，内寒作泻，及饮食停滞泄泻者勿用。凡产后脾胃薄弱，忌与当归、地黄同用。"

【民间验方】1. 黄疸发热：青蒿、茵陈各 9 ~ 15 克，水煎，调冰糖服。

2. 感冒发热头痛：青蒿 30 ~ 60 克，葱头 5 枚，水煎服。

3. 暑热、胸闷：青蒿、鱼腥草、石菖蒲各适量，水煎代茶。

4. 牙龈肿痛：青蒿适量，水煎漱口。

5. 小儿夏季热：青蒿、地骨皮各 9 克，水煎服；或青蒿 9 克，山芝麻 6 克，水煎服。

【典籍说药】1.《冯氏锦囊·药性》："凡苦寒之药，多伤胃气，惟青蒿芬芳入脾，独宜于血虚有热之人，以其不伤胃气故也。但无补益之功，必兼气血药而用之，方有济也。"

2.《读医随笔》："青蒿，苦微辛，微寒，清而能散，入肝胆，清湿热，开结气，宜气之滞于血分者。凡芳香而寒者，皆能疏化湿盛气壅之浊热及血滞气虚之郁热。"

3.《本草正义》："青蒿苦寒，入肝胆两经，而清血中之热，能治骨节留热者，深入血分而疏达郁火也。"

▶抱石莲

【别　　名】<u>鱼鳖金星</u>、瓜子莲、石瓜子、镜面草、螺厣草、鱼鳖草。

【来　　源】为水龙骨科植物抱石莲 *Lepidogrammitis drymoglossoides* (Baker) Ching 的全草。

【识别要点】多年生附生草本。根状茎细长横走，被棕色披针形鳞片。叶远生，二型；不育叶长圆形至卵形；能育叶舌状或倒披针形。孢子囊群圆形，沿主脉两侧各成一行，位于主脉与叶边之间。孢子期 11 月至翌年 3 月。

【生境分布】多附生于阴湿树干和岩石上。分布于华东、中南、西南及陕西等地。

【性味功能】味微苦，性平。清热解毒，利水通淋，凉血止血。

【用量用法】15~30 克，水煎服；外用鲜品适量，捣烂敷患处。

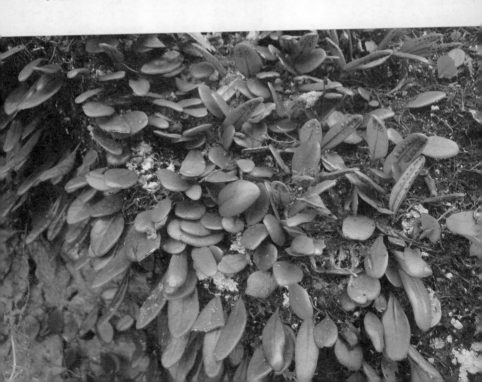

【民间验方】1. 肺结核潮热：抱石莲 30 克，水龙骨 15 克，水煎服。

2. 肺结核咳嗽、咯血、鼻出血、吐血：鲜抱石莲 30 克，冰糖适量，水煎服。

3. 支气管炎：抱石莲 15 克，连钱草、枇杷叶各 9 克，水煎服。

4. 胆囊炎：鲜抱石莲 60 克，豆腐 120 克，水炖服。

5. 头晕、心悸、失眠：抱石莲 30 克，酢浆草、夜交藤各 15 克，水煎服。

6. 风湿关节痛：抱石莲、草珊瑚、细叶青蒌藤各 30 克，猪脚 1 只，水炖服。

【典籍说药】1.《采药志》："治痰火毒行上部。"

2.《本草纲目拾遗》："治臌胀，瘰疬，火毒症。"

3.《植物名实图考》："治风损，煎酒冲白糖服。"

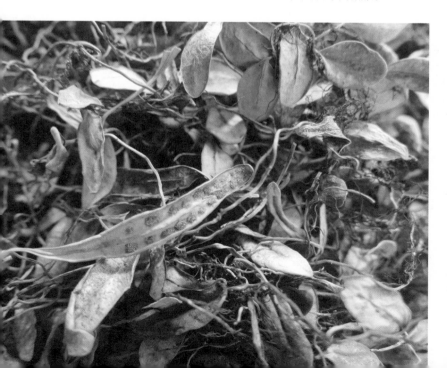

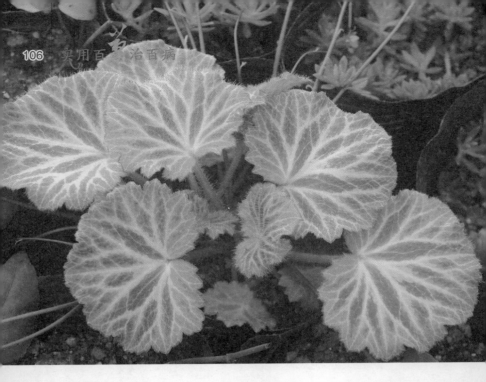

▶ 虎耳草

【别　　名】老虎耳、猪耳草、猫耳朵、耳朵红、耳聋草。

【来　　源】为虎耳草科植物虎耳草 *Saxifraga stolonifera* Curtis 的全草。

【识别要点】多年生草本。叶片近心形、肾形至扁圆形，腹面绿色，被腺毛，背面通常红紫色，被腺毛，有斑点。聚伞花序圆锥状，顶生；花瓣白色，中上部具紫红色斑点，基部具黄色斑点。蒴果。花期 4 ~ 8 月，果期 7 ~ 11 月。

【生境分布】生于山坡阴湿岩石上，或栽培。分布于华东、中南、西南，以及河北、陕西、甘肃等地。

【性味功能】味苦、辛，性寒，有小毒。清热凉血，解毒消肿。

【用量用法】10 ~ 15 克，水煎服；外用鲜品适量，捣烂敷或煎水洗患处，或绞汁滴耳。

【使用禁忌】孕妇慎服。

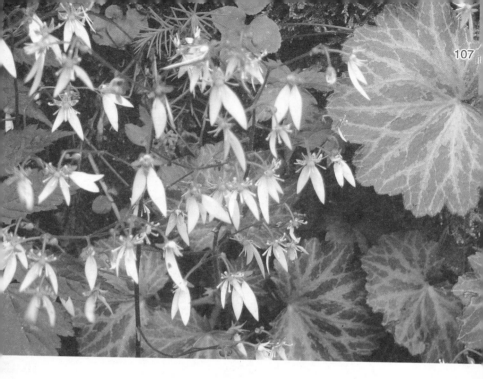

【民间验方】 *1.* 肺结核：虎耳草、鱼腥草、一枝黄花各 30 克，白及、百部、白茅根各 15 克，水煎服。

2. 风火牙痛：虎耳草 30~60 克，水煎，去渣，加鸡蛋 1 个，煮熟，吃蛋喝汤。

3. 口腔溃疡：鲜虎耳草、千里光各适量，水煎浓液，含漱。

4. 急性中耳炎：鲜虎耳草适量，捣烂绞汁滴耳，每次 2~3 滴，每日 3 次。

5. 冻疮：虎耳草叶适量，阴干研末，调茶油涂抹患处。

....

【典籍说药】 *1.*《本草汇言》："虎耳草，解瘟疫、吐蛊毒之药也。宜生取捣汁。温饮之，能作吐利；如煎汤冷饮之，又能止吐利。故治暑月热痧霍乱者，煎汤冷饮之，立止。又治痔疮肿痛，阴干烧烟，桶中熏之，立收。盖寒凉能散能利之物，有损胃气。"

2.《本草纲目》："治瘟疫，擂酒服。生用吐利人，熟用则止吐利。又治聤耳，捣汁滴之。"

3.《植物名实图考》："喉闭无音，用以代茶。亦治吐血。"

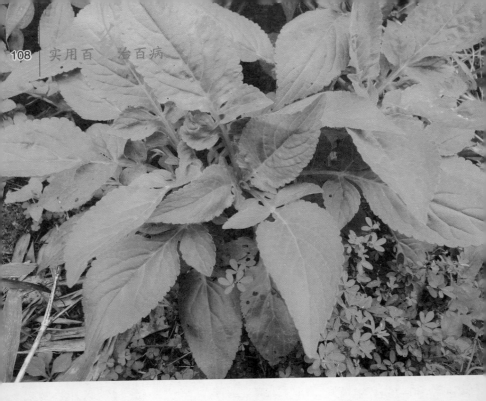

▶ 败 酱

【别　　名】苦菜、野苦菜、败酱草、苦斋公、攀倒甑。

【来　　源】为败酱科植物白花败酱 *Patrinia villosa* (Thunb.) Juss. 的全草。

【识别要点】多年生草本。根茎有特殊臭味。基生叶丛生，卵形、宽卵形或近圆形，不分裂或大头羽状深裂，具长柄；茎生叶对生，与基生叶同形；上部叶较窄小，常不分裂。由聚伞花序组成顶生圆锥花序或伞房花序；花白色。瘦果。花期8～10月，果期9～11月。

【生境分布】生于山地林下、林缘、沟边湿地。分布于东北、华北、华东、华南、西南等地。

【性味功能】味辛、苦，性微寒。清热解毒，活血排脓。

【用量用法】15～30克，水煎服；外用鲜品适量，捣烂敷患处。

【使用禁忌】脾胃虚寒者及孕妇慎服。

【民间验方】1. 肺炎：败酱、火炭母各60克，蟛蜞菊、爵床各30克，水煎服。

2. 肠痈：败酱60克，蒲公英30克，薏苡仁15克，郁李仁6克，水煎服。

3. 胆囊炎：败酱、一枝黄花各30克，水煎服。

4. 痱子、疖肿疼痛：败酱适量，水煎洗局部。

5. 结膜炎：败酱30克，猪小肠适量，炖服。

【典籍说药】1.《神农本草经》："主暴热火疮，赤气，疥瘙疽痔，马鞍热气。"

2.《日华子本草》："治赤眼，障膜，胬肉，聤耳，血气心腹痛，破癥结，产前后诸疾，催生落胞，血运，排脓，补瘘，鼻洪，吐血，赤白带下，疮痍疥癣，丹毒。"

3.《本草正义》："能清热泄结，利水消肿，破瘀排脓。惟宜于实热之体。"

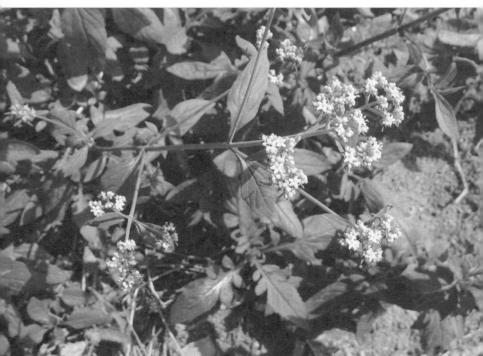

▶ 垂盆草

【别　　名】鼠牙半枝、半枝莲、佛指甲、石指甲、瓜子草。

【来　　源】为景天科植物垂盆草 *Sedum sarmentosum* Bunge 的全草。

【识别要点】多年生肉质草本。不育枝及花茎细，匍匐而节上生根，直
　　　　　　到花序之下。3 叶轮生；叶倒披针形至长圆形。聚伞花序
　　　　　　顶生；花黄色，披针形至长圆形。蓇葖果。花期 5~7 月，
　　　　　　果期 7~8 月。

【生境分布】生于山坡阴湿岩石上，或栽培。分布于吉林、辽宁、河北、
　　　　　　山西、陕西、甘肃、山东、江苏、安徽、浙江、江西、福建、
　　　　　　河南、湖北、湖南、四川、贵州等地。

【性味功能】味甘、淡，性凉。利湿退黄，清热解毒。

【用量用法】15~30 克，水煎服；外用鲜品适量，捣烂敷患处。

【使用禁忌】脾胃虚寒者慎服。

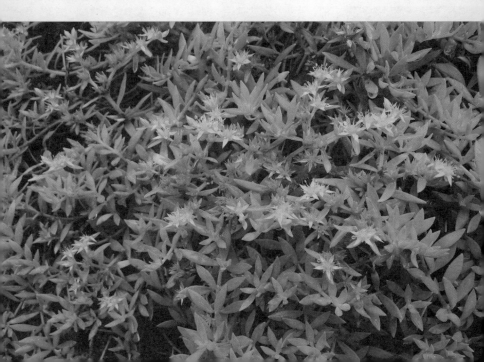

【民间验方】 *1.* 转氨酶偏高：鲜垂盆草 50 克，白英、蓼薁根各 50 克，水煎服。

2. 急性黄疸性肝炎：垂盆草、黄疸草、地耳草各 30 克，水煎服。黄疸者加地胆草 30 克。

3. 肺痈：垂盆草 30 ~ 60 克，冬瓜仁、薏苡仁、鱼腥草各 15 克，水煎服。

4. 痢疾、肠炎：垂盆草、马齿苋各 30 克，铁苋菜 15 克，水煎服。

5. 咽喉肿痛：鲜垂盆草、土牛膝根、一点红各 30 克，水煎频频含咽。

【典籍说药】 *1.*《本草纲目拾遗》："治痈疔，便毒，黄疸，喉癣。"

2.《天宝本草》："利小便，敷火疮肿痛，汤火症；退湿热，兼治淋证。"

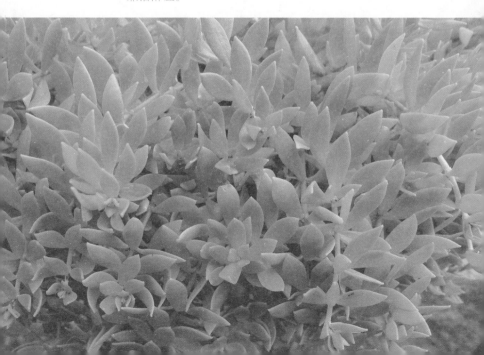

▶垂穗石松

【别　　名】伸筋草、小伸筋、蔓石松、铺地蜈蚣。

【来　　源】为石松科植物垂穗石松 *Palhinhaea cernua* (Linn.) Vasc. et Franco 的全草。

【识别要点】多年生草本。主茎直立，圆柱形；主茎上的叶螺旋状排列，稀疏，钻形至线形，下延。孢子囊穗单生于小枝顶端，短圆柱形，成熟时通常下垂；孢子囊生于孢子叶腋，黄色。孢子期 7 月至翌年 1 月。

【生境分布】多生于林下、林缘及灌丛处。分布于长江以南各地。

【性味功能】味甘、微苦，性平。清热利尿，祛风除湿，舒筋活络。

【用量用法】9~30 克，水煎服；外用鲜品适量，捣烂敷或煎水洗患处。

【使用禁忌】孕妇忌服。

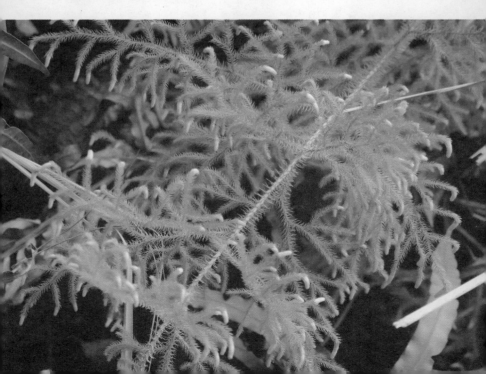

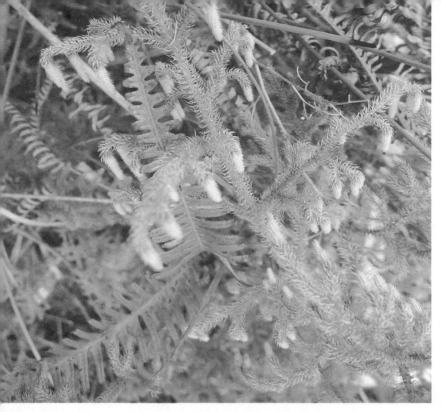

【民间验方】 *1.* 急性黄疸性肝炎：鲜垂穗石松 30~60 克，鲜无根藤 30
克，黄栀子 9 克，水煎服。

2. 胃酸过多：鲜垂穗石松 30 克，牛肉或猪瘦肉 120 克，
水炖服。

3. 骨折：垂穗石松 30 克，金锦香、草珊瑚根各 15 克，猪
脚 1 只，老酒少许，水炖服。

4. 急性乳腺炎：鲜垂穗石松 30 克，猪瘦肉适量，水煎服；
另用鲜垂穗石松、大黄末、白芷各适量，同捣烂敷患处。

【典籍说药】 *1.*《本草拾遗》："主人久患风痹，脚膝疼冷，皮肤不仁，
气力衰弱。"

2.《滇南本草》："下气，消胸中痞满横膈之气，推胃中
隔宿之食，去年久腹中之坚积，消水肿。"

3.《生草药性备要》："消肿，除风湿。浸酒饮，舒筋活络。
其根治气结疼痛，损伤，金疮内伤，祛痰止咳。"

▶金毛耳草

【别　　名】黄毛耳草、过路蜈蚣、铺地蜈蚣、落地蜈蚣。

【来　　源】为茜草科植物金毛耳草 *Hedyotis chrysotricha* (Palib.) Merr. 的全草。

【识别要点】多年生披散草本，全体被金黄色的毛。茎多分枝，节着地生根。叶对生，椭圆形或卵形。花数朵簇生于叶腋；花 4 数；花冠白色和淡紫色。蒴果。花、果期 5 ~ 9 月。

【生境分布】生于田埂、路旁、溪边、林下及山坡湿地。分布于长江以南各地。

【性味功能】味苦，性凉。清热利湿，凉血祛瘀，解毒消肿。

【用量用法】15 ~ 30 克，水煎服；外用鲜品适量，捣烂敷患处。

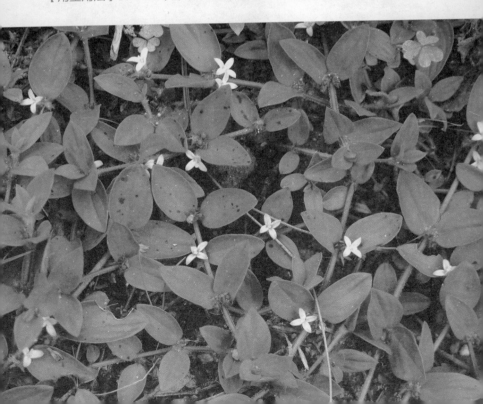

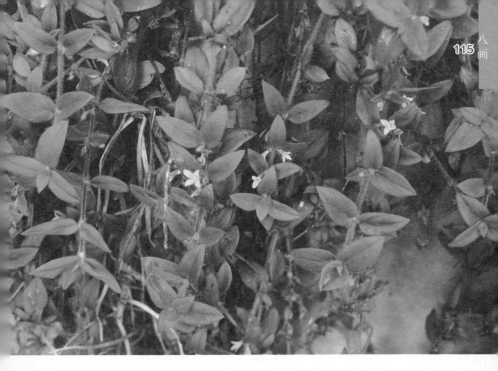

【民间验方】 1. 中暑：鲜金毛耳草、牡荆嫩芽各 10 克，鲜鸡眼草 15 克，捣烂取汁，温开水送服。

2. 急性传染性黄疸型肝炎：金毛耳草 60 克，紫金牛、白茅根、蒲公英、兖州卷柏各 15 克，水煎服。

3. 急性胃肠炎：金毛耳草、龙芽草各 30 克，鸡眼草、凤尾草各 15 克，水煎服。

4. 乏力：金毛耳草 30 ~ 60 克，黄豆（或目鱼干）少许，水炖服。

5. 痤疮：金毛耳草、龙芽草、野荞麦各适量，水煎洗患处。

6. 带状疱疹：鲜金毛耳草适量，捣烂绞汁，调雄黄抹患处。

【典籍说药】 1.《全国中草药汇编》："清热利湿，解毒消肿。主治肠炎，痢疾，急性黄疸性肝炎，小儿急性肾炎，乳糜尿，功能失调性子宫出血，咽喉肿痛；外用治毒蛇、蜈蚣咬伤，跌打损伤，外伤出血，疔疮肿毒。"

2.《中华本草》："清热利湿，消肿解毒。主治湿热黄疸，泄泻，痢疾，带状疱疹，肾炎水肿，乳糜尿，跌打肿痛，毒蛇咬伤，疮疖肿毒，血崩，白带，外伤出血。"

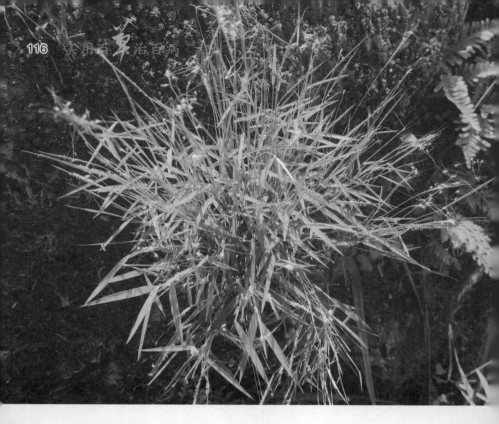

▶ 金丝草

【别　　名】黄毛草、毛毛草、笔仔草、金丝毛、猫毛草、笔毛草。

【来　　源】为禾本科植物金丝草 *Pogonatherum crinitum* (Thunb.) Kunth 的全草。

【识别要点】多年生小草本。秆丛生。叶鞘光滑或微粗糙，口与节上被白毛；叶舌透明膜质；叶互生；叶片条状披针形。穗状花序顶生；穗轴节间短，两侧及节上具毛；小穗成对，穗上密生金黄色芒。颖果。花期 5 ~ 6 月，果期 7 ~ 8 月。

【生境分布】生于河边、石坎缝隙、山坡及旷野阴湿地。分布于浙江、江西、福建、台湾、湖南、广东、广西、四川、云南等地。

【性味功能】味甘、淡，性凉。清热解毒，凉血止血，利水通淋。

【用量用法】9 ~ 30 克，水煎服；外用适量，研末调敷或煎水洗患处。

【民间验方】 *1.* 中暑：鲜金丝草、兰花参各 30 克，水煎服。

2. 急性肾盂肾炎：金丝草、海金沙、积雪草各 30 克，水煎服。

3. 急性尿道炎：金丝草、车前草、积雪草各 15～30 克，海金沙藤 15 克，水煎服。

4. 小儿夏季热：金丝草、西瓜翠衣 30 克，淡竹叶 5 克，麦冬 10 克，青蒿 6 克，水煎服，每日 1 剂，连服 5～7 天。

5. 小儿肝热：金丝草、海金沙藤各 15 克，竹茹 9 克，钩藤 3 克，水煎服。

【典籍说药】 *1.*《本草纲目》："主治吐血，咯血，衄血，下血，血崩，瘴气，解诸药毒，疗痈疽疔肿恶疮，凉血散热。"

2.《中华本草》："清热解毒，凉血止血，利湿。主治热病烦渴，吐血，衄血，咯血，尿血，血崩，黄疸，水肿，淋浊带下，泻痢，小儿疳热，疔疮痈肿。"

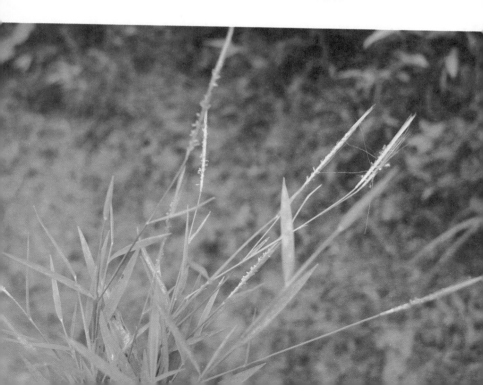

▶ 金线兰

【别　　名】金线莲、金丝线、鸟人参、花叶开唇兰、金线虎头蕉。

【来　　源】为兰科植物金线兰 *Anoectochilus roxburghii* (Wall.) Lindl. 的全草。

【识别要点】多年生草本。根茎匍匐，伸长。叶互生，叶片卵状椭圆形，上面黑紫色，有金黄色脉网，下面带淡紫红色。总状花序，疏生 2 ~ 6 朵花，花瓣白色，唇瓣 2 裂，呈 "丫" 字形，裂片舌状条形。花、果期 9 ~ 10 月。

【生境分布】生于阔叶林下或竹林下阴湿处，或栽培。分布于西南，以及浙江、福建、广东、海南、广西等地。

【性味功能】味甘，性凉。清热利湿，凉血解毒。

【用量用法】9 ~ 15 克，水煎服；外用鲜品适量，捣烂敷患处。

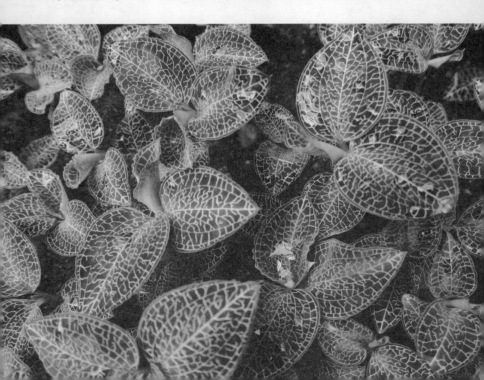

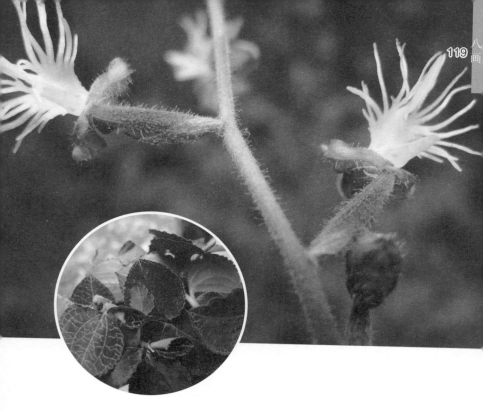

【民间验方】 *1.* 发热、咳嗽：鲜金线兰 6 ~ 9 克，水煎服。

　　2. 咯血：金线兰 6 克，旱莲草、仙鹤草各 15 克，水煎服。

　　3. 糖尿病：金线兰、绶草各 15 克，水煎服。

　　4. 高血压：金线兰、荠菜各 15 克，夏枯草 10 克，水煎服。

　　5. 肾炎：金线兰、地胆草、金毛耳草、兖州卷柏各 15 克，
水煎服。

　　6. 尿血：金线兰 6 克，大蓟根、白茅根、旱莲草各 15 克，
水煎服。

【典籍说药】 *1.*《中药大辞典》："治腰膝痹痛，吐血，血淋，遗精，肾炎，
小儿惊风，妇女白带。"

　　2.《全国中草药汇编》："清热凉血，除湿解毒。主治肺
结核咯血，糖尿病，肾炎，膀胱炎，重症肌无力，风湿性
及类风湿关节炎，毒蛇咬伤。"

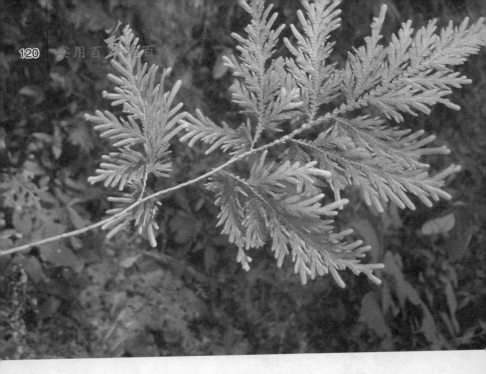

▶ 兖州卷柏

【别　　名】石卷柏、金卷柏、金扁柏、金花草。

【来　　源】为卷柏科植物兖州卷柏 *Selaginella involvens* (Sw.) Spring 的全草。

【识别要点】多年生草本。主茎直立。上部的叶较密，异型，侧叶不对称，全缘；中叶卵圆形外边全缘，内侧有锯齿。孢子囊穗单生，着生枝端，孢子叶圆形、卵圆三角形。孢子二型。4~11 月生孢子。

【生境分布】生于山坡路旁或疏林下岩石上。分布于西南，以及陕西、浙江、江西、福建、台湾、河南、湖北、广东、广西、西藏等地。

【性味功能】味淡、微苦，性凉。清热利湿，祛痰止咳，凉血止血，解毒。

【用量用法】15 ～ 30 克，水煎服；外用鲜品适量，捣烂敷患处。

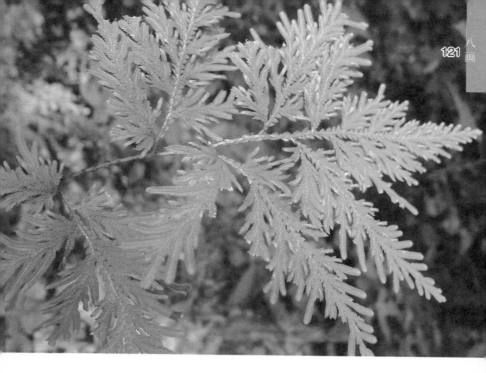

【民间验方】 1. 急性黄疸性肝炎：兖州卷柏、白英、板蓝根、凤尾草各30克，栀子15克，水煎服。

2. 急、慢性肾炎：兖州卷柏、白花蛇舌草、黄花倒水莲、地耳草、茅莓根各15克，水煎服。

3. 急、慢性胆囊炎、胆石症：兖州卷柏、白英、虎杖、金钱草各30克，木香9克，郁金、枳壳各6克，水煎服。

4. 吐血：兖州卷柏、紫珠草、茜草各30克，水煎服。

5. 尿路感染：兖州卷柏、海金沙藤、爵床、鱼腥草、车前草各20克，水煎服。

【典籍说药】 1.《中国药用孢子植物》："利胆，镇咳，止血。治黄疸、水肿、咳嗽、哮喘、衄血、羊癫疯、烫伤。"

2.《中华本草》："清热利湿，止咳，止血，解毒。主治湿热黄疸，痢疾，水肿，腹水，淋证，痰湿咳嗽，咯血，吐血，便血，崩漏，外伤出血，乳痈，瘰疬，痔疮，烫伤。"

▶ 卷柏

【别　　名】还魂草、大还魂草、九死还魂草、万年松、铁拳头。

【来　　源】为卷柏科植物卷柏 *Selaginella tamariscina* (P.Beauv.)
　　　　　　Spring 的全草。

【识别要点】多年生常绿草本。叶全部交互排列，二形，边缘不为全缘，
　　　　　　具白边。分枝上的腋叶对称、卵形、卵状三角形或椭圆形。
　　　　　　孢子叶穗单生于小枝末端。大孢子浅黄色，小孢子橘黄色。

【生境分布】多生于向阳山坡、干旱石上或者岩缝中。分布于东北、华
　　　　　　北、华东、中南，以及陕西、四川等地。

【性味功能】味辛，性平。活血通经，凉血止血。

【用量用法】5~10 克，水煎服；外用鲜品适量，捣烂敷或研末敷患处。

【使用禁忌】孕妇忌服。

【民间验方】*1.* 急性黄疸性肝炎：卷柏、白英各 30 克，水煎服。

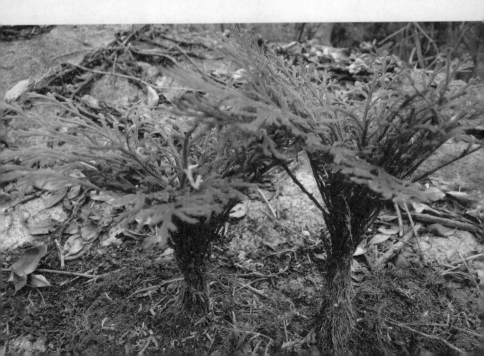

2. 尿血：卷柏、大蓟、海金沙藤、旱莲草、荠菜各 15 克，水煎服。

3. 闭经：卷柏 9 克，泽兰 6 克，血竭 3 克，水酒 60 克，水煎，早晚饭前分服。

4. 鼻衄：鲜卷柏 30~60 克，白茅根 30 克，水煎调蜜服。

5. 跌打损伤：卷柏 6~9 克，水炖，新伤冲童便 1 小杯，旧伤兑烧酒 1 小杯，早晚分服。

【典籍说药】1.《神农本草经》："主五脏邪气，女子阴中寒热痛，癥瘕，血闭，绝子，久服轻身，和颜色。"

2.《本草汇言》："卷柏，行血通经之药也。前古主女人阴中寒热，癥瘕血闭绝子，此属阴不与阳。功能使阴气起亟，阳气前通，瘀滞行而新血生，癥瘕去而寒热解，营卫融和，子可发育矣。"

3.《本草求真》："卷柏，其治有分生熟。生则微寒，力能破血通经，故治癥瘕淋结等证；炙则辛温，能以止血，故治肠红脱肛等证。性与侧柏叶悬殊，治亦稍异，不可不辨。"

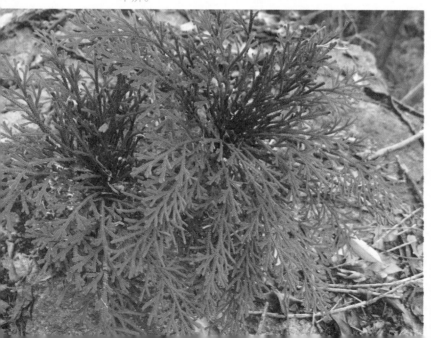

▶ 空心莲子草

【别　　名】空心苋、过塘蛇、过江龙、水马齿苋、水蕹菜。

【来　　源】为苋科植物喜旱莲子草 *Alternanthera philoxeroides* (Mart.) Griseb. 的全草。

【识别要点】多年生草本。茎基部匍匐，节处生根，上部直立，中空。叶对生，倒卵状长圆形至倒卵状披针形，两面疏生细伏毛。花小，白色，密集成头状花序，单生于上部的叶腋。胞果。花、果期 5~10 月。

【生境分布】生于旷野路旁、田边、水沟、池塘或湿地。分布于河北、湖北、湖南、广西、江苏、安徽、浙江、江西、福建等地。

【性味功能】味苦、甘，性寒。清热利尿，凉血解毒。

【用量用法】15~60 克，水煎服；外用鲜品适量，捣烂敷或捣汁涂患处。

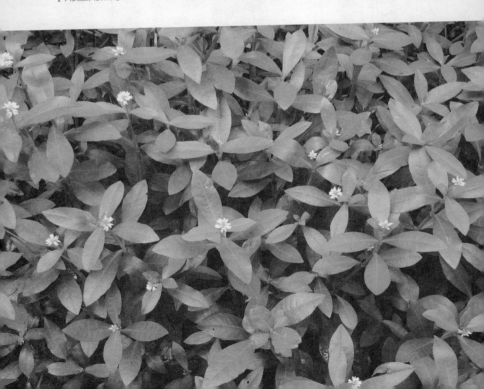

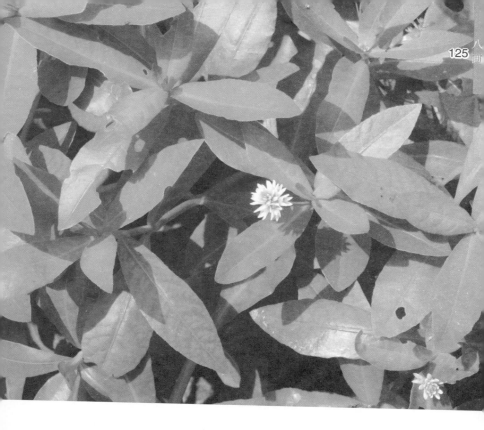

【民间验方】 1. 急性黄疸性肝炎：鲜空心莲子草、白英、积雪草、爵床各 15 克，水煎服。

2. 肺结核咯血：鲜空心莲子草 120 克，冰糖 15 克，水炖服。

3. 血尿：鲜空心莲子草、玉米须、白茅根各 30 克，水煎服。

4. 水肿：空心莲子草 30 克，焙干，研末，炒蛋服。

5. 带状疱疹：鲜空心莲子草、蛇莓各适量，捣烂绞汁，酌加雄黄末调涂患处。

【典籍说药】 1.《全国中草药汇编》："清热利尿，凉血解毒。主治乙脑、流感初期，肺结核咯血。外用治湿疹、带状疱疹、疔疮、毒蛇咬伤、流行性出血性结膜炎。"

2.《中华本草》："清热凉血，解毒，利尿。主治咯血，尿血，感冒发热，麻疹，乙型脑炎，黄疸，淋浊，痄腮，湿疹，痈肿疔疮，毒蛇咬伤。"

▶ 细叶石仙桃

【别　　名】岩珠、岩豆、石橄榄、果上叶、小石仙桃、小叶石橄榄。

【来　　源】为兰科植物细叶石仙桃 *Pholidota cantonensis* Rolfe 的全草。

【识别要点】多年生附生草本。根状茎匍匐，粗壮，被鳞片。假鳞茎肉质，每隔 2~3 厘米 1 个，近卵形，顶生 2 叶。叶条形或条状披针形。总状花序从假鳞茎顶部伸出，具 10 余朵花；花小，白色或淡黄色。蒴果。花期 4 月，果期 8~9 月。

【生境分布】生于溪谷林下阴湿的石壁或老树干上。分布于云南、广西、广东、江西、浙江、福建、台湾等地。

【性味功能】味微甘，性凉。清热凉血，滋阴润肺。

【用量用法】15~60 克，水煎服；外用鲜品适量，捣烂敷患处。

【民间验方】1. 头晕、头痛：鲜细叶石仙桃 30~60 克，钩藤、菊花各 9 克，水煎服。

2. 肺热咳嗽：鲜细叶石仙桃 60~100 克，猪肺适量，水炖服。

3. 风热咽痛：鲜细叶石仙桃 30 克，菊花、桑叶各 9 克，水煎服。

4. 热病伤阴、烦渴：鲜细叶石仙桃 30 克，芦根 15 克，麦冬 12 克，水煎服。

【典籍说药】《中华本草》："清热凉血，滋阴润肺，解毒。主治高热，头晕，头痛，肺热咳嗽，咯血，急性胃肠炎，慢性骨髓炎，跌打损伤。"

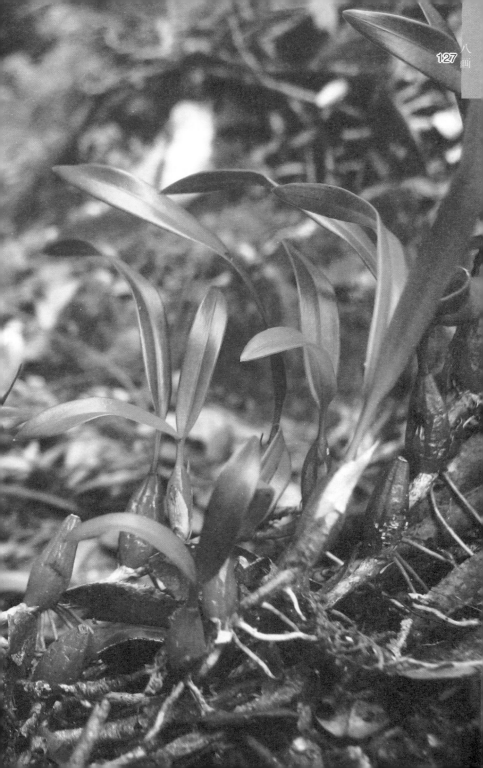

▶ 细叶鼠麴草

【别　　名】天青地白、清明草、翻底白、雷公青、白背鼠麴草。

【来　　源】为菊科植物细叶鼠麴草 *Gnaphalium japonicum* Thunb. 的全草。

【识别要点】多年生草本。茎纤细，簇生，密生白色绵毛。基生叶莲座状，条状倒披针形，叶背密被白色绒毛；茎生叶条形，向上渐小。头状花序多数，在茎端密集成球状。瘦果。花期 2~4 月，果期 3~5 月。

【生境分布】生于山坡草地、田埂或路旁。分布于华东、华中、西南及台湾。

【性味功能】味甘、淡，性凉。清热解毒，祛痰止咳，利湿。

【用量用法】10~30 克，水煎服；外用鲜品适量，捣烂敷患处。

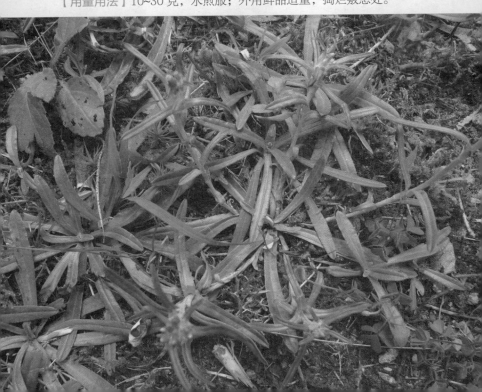

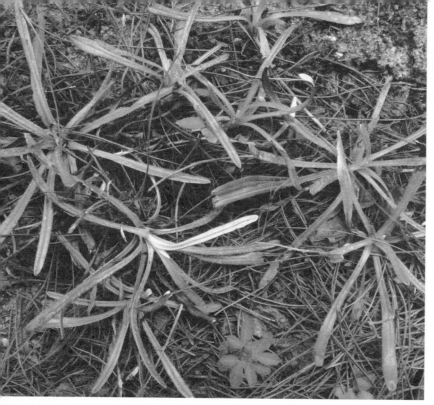

【民间验方】1. 神经衰弱心悸、烦躁失眠：细叶鼠麹草 30~60 克，猪心 1 个，水炖服。

2. 风热咳嗽：细叶鼠麹草 30 克，青蒿 15 克，薄荷 9 克，水煎服。

3. 急性膀胱炎：鲜细叶鼠麹草 90 克，捣烂绞汁，酌加冰糖炖服。

4. 小儿肝热：鲜细叶鼠麹草 15~30 克，捣烂，冲开水服。

5. 风火赤眼：细叶鼠麹草 15~30 克，夏枯草 9 克，白马骨 24 克，水煎服。

【典籍说药】《分类草药性》："治咽喉火痛，白浊，崩带。和肝食能明目。"

九画

▶荠菜

【别　名】荠、护生草、上巳菜、荠荠菜、菱角菜、清明菜、地地菜。

【来　源】为十字花科植物荠 *Capsella bursa-pastoris* (Linn.)Medic. 的全草。

【识别要点】一年生或二年生草本。茎直立。基生叶丛生呈莲座状，大头羽状分裂，卵形至长圆形；茎生叶狭披针形，基部箭形抱茎。总状花序；花瓣白色。短角果。花、果期12月至翌年4月。

【生境分布】生于荒地、路旁、田边、宅旁、山野湿润地，或栽培。全国各地均有分布。

【性味功能】味甘、淡，性凉。清热利湿，平肝明目，凉血止血。

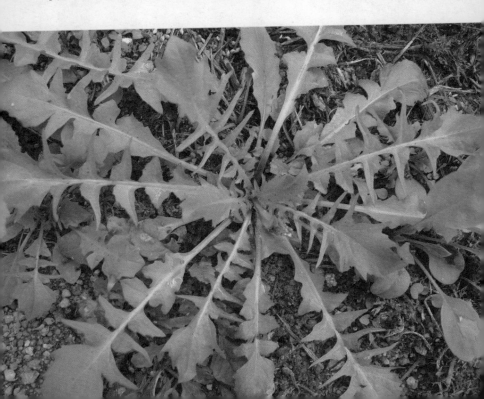

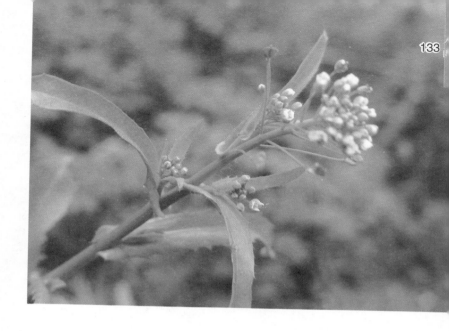

【用量用法】15～30 克，水煎服；外用鲜品适量，捣烂敷患处。

【民间验方】1. 高血压：荠菜 30 克，石仙桃、夏枯草、钩藤根、野菊花各 15 克，水煎服。

2. 肝火头痛：鲜荠菜 60 克，煎水去渣，加入鸡蛋 2 个（去壳），同煮熟，吃蛋喝汤。

3. 肾炎：荠菜 30 克，马蹄金、白茅根、车前草、地胆草各 15 克，水煎服。

4. 湿热泄泻：荠菜 30 克，铁苋菜、马齿苋、地锦草各 15 克，水煎服。

5. 尿血：鲜荠菜 60 克，鲜白茅根、旱莲草各 30 克，水煎服。

6. 月经过多：鲜荠菜 60 克，猪瘦肉适量，水炖服。

【典籍说药】1.《滇南本草》："清肺热，消痰，止咳嗽，除小肠经邪热，利小便。"

2.《本草汇言》："解酒积去滞，而又能收敛浮气。""治痢去积滞，不行者可通，久痢多行者可止。"

3.《医林纂要·药性》："利水和脾，辟蚕虱，散郁热。"

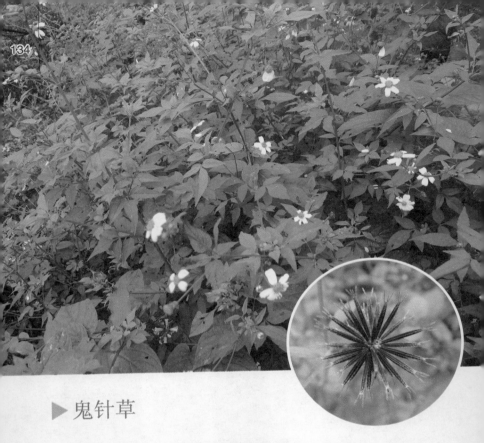

▶ 鬼针草

【别　　名】盲肠草、一把针、婆婆针、路边针、三叶鬼针草。

【来　　源】为菊科植物鬼针草 *Bidens pilosa* Linn. 的全草。

【识别要点】一年生草本。茎下部叶较小，3裂或不分裂；中部叶具柄，三出；小叶3枚，两侧小叶椭圆形或卵状椭圆形，顶生小叶较大，长椭圆形或卵状长圆形；上部叶小，3裂或不分裂，条状披针形。头状花序单生；舌状花白色或无舌状花。瘦果。花、果期4～11月。

【生境分布】生于路边、荒野、果林下或村庄周围。分布于华东、中南、西南等地。

【性味功能】味甘、微苦，性平。清热解毒，散瘀消肿。

【用量用法】15～30克，水煎服；外用鲜品适量，捣烂敷或煎水洗患处。

【使用禁忌】孕妇忌服。

【民间验方】 *1.* 上呼吸道感染、皮肤感染：鬼针草、狗肝菜、积雪草各45克，水煎服。

2. 高血压：鬼针草、夏枯草、荠菜各适量，水煎代茶。

3. 急性阑尾炎：鬼针草、一点红、白花蛇舌草各30克，水煎服。

4. 慢性盆腔炎：鬼针草9克，败酱30克，元胡6克，川楝12克，乳香、没药各4.5克，水煎服。

5. 急性胆囊炎：鬼针草、蒲公英各30克，海金沙、连钱草各15克，郁金12克，川楝子6克，水煎服。

6. 毒蛇咬伤：鲜鬼针草、半边莲各60克，水煎服；另取鲜鬼针草嫩叶适量，捣烂敷患处。

【典籍说药】 *1.*《生草药性备要》："洗疥癞，解毒疮，止痒埋口。"

2.《中华本草》："清热，解毒，利湿，健脾。主治时行感冒，咽喉肿痛，黄疸肝炎，暑湿吐泻，肠炎，痢疾，肠痈，小儿疳积，血虚黄肿，痔疮，蛇虫咬伤。"

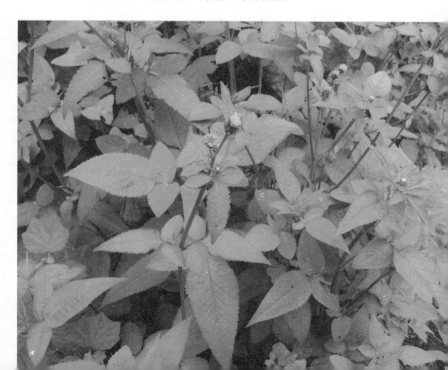

▶ 匍伏菫

【别　　名】地白草、黄瓜菜、地白菜、天芥菜、蔓茎菫、蔓茎菫菜。

【来　　源】为菫菜科植物七星莲 *Viola diffusa* Ging. 的全草。

【识别要点】一年生草本。全体被糙毛或白色柔毛，或近无毛。叶基生或互生；叶片卵形或卵状长圆形，基部常沿叶柄下延成翅状。花单生于叶腋，淡紫色或白色。蒴果。花期 3~5 月，果期 5~10 月。

【生境分布】生于山地林下、林缘、草坡、溪谷边、岩石缝隙中。分布于安徽、浙江、福建、台湾、湖南、四川、云南、西藏等地。

【性味功能】味苦、微辛，性寒。清热解毒，止咳化痰，消肿止痛。

【用量用法】15~30 克，水煎服；外用鲜品适量，捣烂敷患处。

【使用禁忌】脾胃虚寒者慎服。

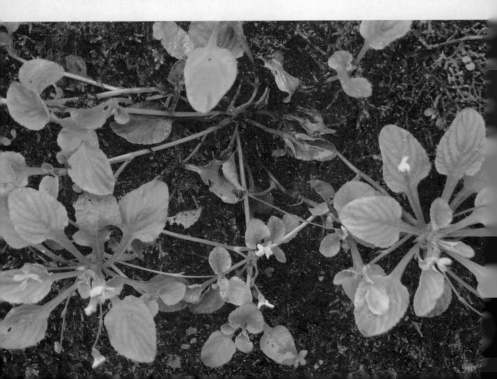

【民间验方】 1. 急性黄疸性肝炎：匍伏堇、小二仙草、金毛耳草、白马
骨根、平地木、车前草、阴行草各 15 克，水煎服。

2. 肾炎水肿：鲜匍伏堇叶 90~120 克，切碎，与鸡蛋拌匀，
用茶油煎成蛋饼，一半内服，一半敷肚脐上。

3. 肺脓肿：匍伏堇、筋骨草各 30 克，水煎服。

4. 急性结膜炎：鲜匍伏堇 30 克，水煎服；另取鲜匍伏堇
适量，捣烂敷患侧太阳穴，每日换药 1 次。

5. 甲沟炎：鲜匍伏堇适量，食盐少许，捣烂敷患处。

【典籍说药】 1.《植物名实图考》："治红白痢。"

2.《天宝本草》： "清寒化痰。（治）诸般咳嗽与风寒周
身骨节疼痛症，虚火上炎亦当然。"

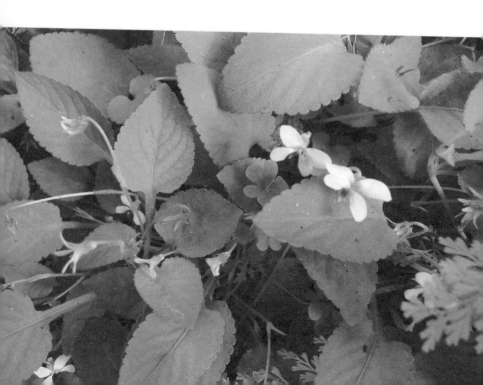

▶ 穿心莲

【别　　名】一见喜、榄核莲、苦胆草、苦草、万病仙草。

【来　　源】为爵床科植物穿心莲 *Andrographis paniculata* (Burm. f.) Nees 的地上部分。

【识别要点】一年生草本。茎四棱，下部多分枝，节膨大。叶对生，卵状矩圆形至矩圆状披针形。总状花序顶生和腋生，集成大型的圆锥花序；花冠白色而小，下唇带紫色斑纹。蒴果。花期 9 ~ 10 月，果期 10 ~ 11 月。

【生境分布】原产于东南亚。我国南方各地均有栽培。

【性味功能】味苦，性寒。清热解毒，凉血消肿。

【用量用法】6 ~ 15 克，水煎或泡开水服；外用鲜品适量，捣烂敷患处。

【使用禁忌】阳虚证及脾胃虚弱者慎服。

【民间验方】*1.* 肺炎：穿心莲、十大功劳各 15 克，陈皮 6 克，水煎服。

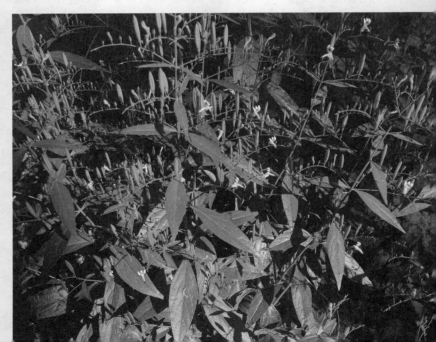

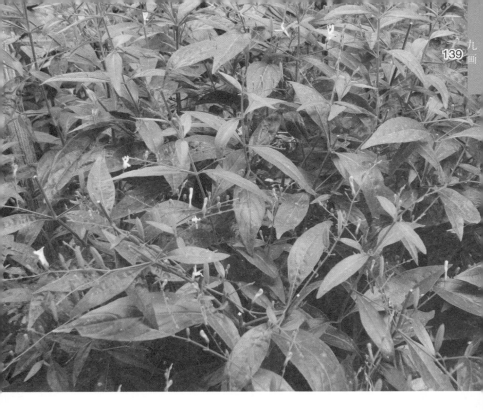

2. 流行性感冒：穿心莲 15 克，青蒿、山芝麻各 9 克，水煎服。

3. 急性肾炎：穿心莲 6～10 克，地胆草、车前草各 15 克，水煎服。

4. 结膜炎：鲜穿心莲 9～15 克，水煎服；另用鲜全草 9～15 克，水煎，滤取清液，洗眼或滴眼，每日 3～4 次。

5. 小儿臀红：穿心莲、毛果算盘子叶各适量，水煎洗患处。

【典籍说药】1.《全国中草药汇编》："清热解毒，消肿止痛。主治扁桃体炎，咽喉炎，流行性腮腺炎，支气管炎，肺炎，百日咳，肺脓肿，细菌性痢疾，急性胃肠炎，中毒性消化不良，肠伤寒，泌尿系统感染，急性盆腔炎，结膜炎，钩端螺旋体病，痈疖疮疡，脓疱疮，化脓性中耳炎，伤口感染，毒蛇咬伤。"

2.《中华本草》："清热解毒，泻火，燥湿。主治风热感冒，温病发热，肺热咳喘，百日咳，肺痈，咽喉肿痛，湿热黄疸，淋证，丹毒，疮疡痈肿，湿疹，毒蛇咬伤。"

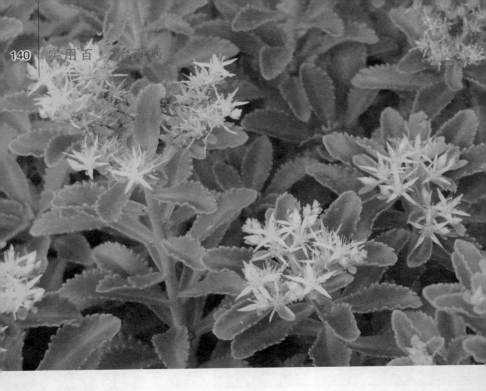

▶ 费 菜

【别　　名】土三七、养心菜、养心草、景天三七、墙头三七、九头三七、长生景天。

【来　　源】为景天科植物费菜 *Phedimus aizoon* (Linnaeus) 't Hart 的全草。

【识别要点】多年生肉质草本。叶互生或近对生，狭披针形、椭圆状披针形至卵状倒披针形。聚伞花序；花黄色，长圆形至椭圆状披针形。蓇葖果。花期 6~7 月，果期 8~9 月。

【生境分布】生于山地、岩层冲积地、岩隙间或岩石边草丛中，或栽培。分布于我国长江流域、华北、东北、西北，以及湖北、四川等地。

【性味功能】味甘、微酸，性平。宁心安神，凉血止血，散瘀消肿。

【用量用法】15~30 克，水煎服；外用鲜品适量，捣烂敷患处。

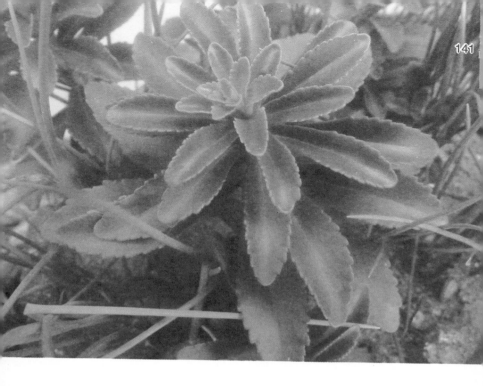

【使用禁忌】脾胃虚寒者慎服。

【民间验方】 *1.* 神经衰弱、失眠：鲜费菜 30~60 克，猪心或鸡心适量，水炖服。

2. 肺结核咯血不止：鲜费菜叶 7 片，冰糖 30 克，放在口内咀嚼，开水送下。

3. 心肌供血不足：鲜费菜 50 克，西洋参 10 克，猪心 1 个，水炖服。

4. 冠状动脉粥样硬化性心脏病引起的胸闷、胸痛：费菜、星宿菜根、毛冬青根各 30 克，水煎服。

5. 呕血、咯血：鲜费菜 30~60 克，水煎，酌加冰糖调服。

6. 扭挫伤：鲜费菜、酢浆草各适量，黄酒少许，捣烂敷患处。

【典籍说药】 *1.*《植物名实图考》："治吐血。"

2.《草药新纂》："作强壮药，治虚弱。"

十一画

▶ 莲子草

【别　　名】节节花、虾钳菜、曲节草、白花节节草、水金铃。

【来　　源】为苋科植物莲子草 *Alternanthera sessilis* (L.) DC. 的全草。

【识别要点】多年生草本。茎上升或匍匐，节间有纵沟，在节处有一行
　　　　　　横生柔毛。叶对生，叶片椭圆状披针形或倒卵状长圆形。
　　　　　　花小，白色，排成头状花序，1~4 个腋生。胞果。花、果
　　　　　　期夏、秋季。

【生境分布】生于路边、旷野、水沟边等处。分布于华东、中南、西
　　　　　　南等地。

【性味功能】味甘，性寒。清热解毒，除湿通淋，凉血散瘀。

【用量用法】10~15 克，水煎服；外用鲜品适量，捣烂敷或煎水洗患处。

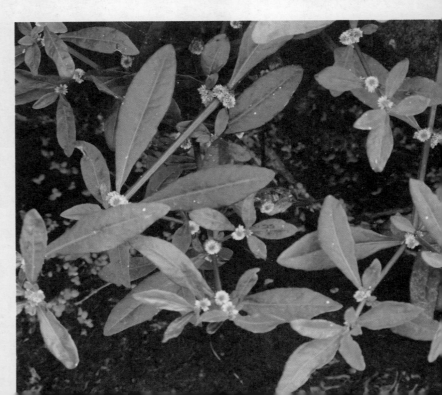

【民间验方】 *1.* 发热口渴：鲜莲子草 90 克，水煎，代茶频饮。

2. 咽喉肿痛：鲜莲子草适量，捣烂绞汁，酌加蜂蜜调匀，频频含咽。

3. 小便不利：莲子草 60 克，车前草 30 克，水煎，酌加蜂蜜，代茶频饮。

4. 无名肿毒：莲子草、一枝黄花各适量，煎水洗患处。

5. 疗疮疖肿：鲜莲子草、一点红各适量，捣烂敷患处。

【典籍说药】 *1.*《生草药性备要》： "散瘀，消毒，敷疮甚妙。"

2.《植物名实图考》： "洗无名肿毒。"

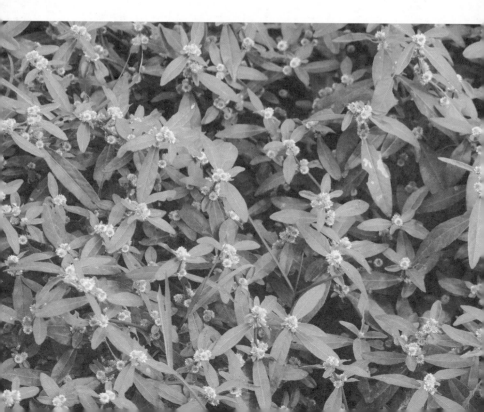

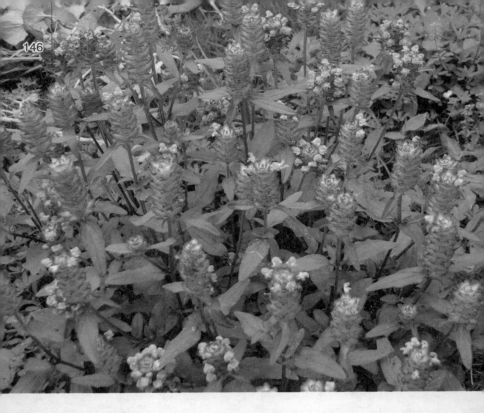

▶ 夏枯草

【别　　名】麦夏枯、棒槌草、锣锤草、铆头草、灯笼草。

【来　　源】为唇形科植物夏枯草 *Prunella vulgaris* L. 的全草。

【识别要点】多年生草本。茎钝四棱形，具浅槽，紫红色。叶对生，叶片卵状长圆形或卵圆形，大小不等。轮伞花序密集排列成顶生的假穗状花序；花冠紫色、蓝紫色或红紫色。小坚果。花期 4 ～ 6 月，果期 6 ～ 8 月。

【生境分布】生于荒地、草地、田埂、溪沟边、路旁及山坡草丛中，或栽培。全国大部分地区均有分布。

【性味功能】味苦、辛，性寒。清肝明目，散结解毒。

【用量用法】6 ～ 15 克，水煎服；外用适量，捣烂敷或煎水洗患处。

【使用禁忌】脾胃虚弱者慎服。

【民间验方】 *1.* 高血压：夏枯草全草、野菊花、大蓟根、钩藤各 15 克，水煎服。

2. 风火赤眼：鲜夏枯草全草 30 克，鲜细叶鼠麴草 15 克，水煎服。

3. 眼珠和眶骨作痛、视物模糊：夏枯草全草 15 克，香附 10 克，甘草 3 克，水煎服。

4. 急、慢性鼻炎：夏枯草全草、半边莲、一枝黄花各 15 克，辛夷、苍耳子、菊花各 10 克，水煎服。

5. 乳腺炎：鲜夏枯草全草、蒲公英、匍伏堇各适量，捣烂敷患处。

【典籍说药】 *1.*《丹溪心法》："夏枯草，大能散结气，而有补养血脉之功。能退寒热，虚者尽可倚仗。"

2.《灵兰要览》："从来不寐之证，前人皆以心肾不交治之，投剂无效，窃思阴阳违和二气亦不交。椿田每用制半夏、夏枯草各五钱，取阴阳相配之义，浓煎长流水，竟覆杯而卧。"

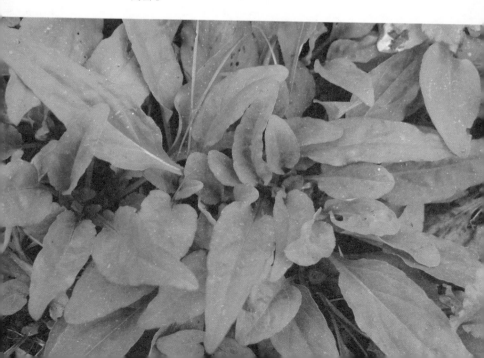

▶鸭跖草

【别　　名】鸡舌草、竹叶草、竹叶菜、竹叶兰、竹根菜、兰花草。

【来　　源】为鸭跖草科植物鸭跖草 *Commelina communis* L. 的地上部分。

【识别要点】一年生披散草本。茎匍匐生根。叶互生；叶片披针形至卵状披针形，基部下延成鞘，抱茎。总苞片佛焰苞状；聚伞花序；花瓣深蓝色。蒴果。花、果期 4 ～ 11 月。

【生境分布】生于山坡阴湿地、路边、沟边、水田边、宅旁墙角。分布于我国南北大部分地区。

【性味功能】味甘、淡，性寒。清热泻火，解毒，利水消肿。

【用量用法】15 ～ 30 克，水煎服；外用鲜品适量，捣烂敷患处。

【使用禁忌】脾胃虚寒者慎服。

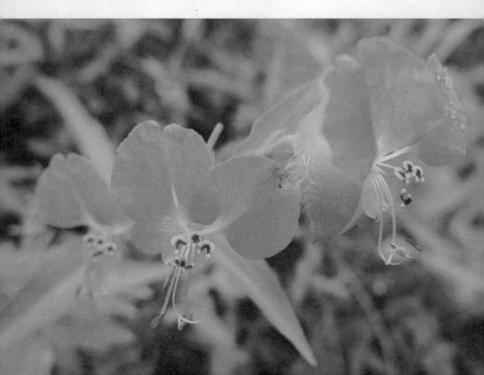

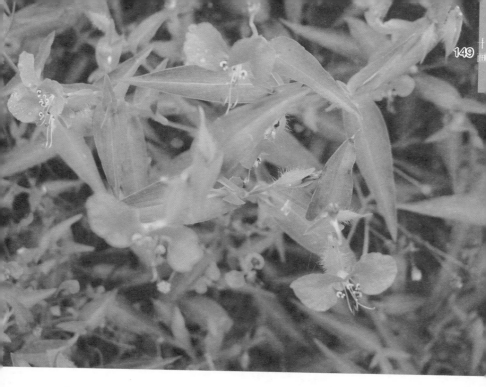

【民间验方】 *1.* 肺炎：鸭跖草、鱼腥草、半枝莲各 20 克，虎杖 15 克，
水煎服。

2. 肾炎水肿：鲜鸭跖草、地胆草、车前草、大蓟根各 30 克，
水煎服。

3. 急、慢性咽喉炎：鸭跖草、石胡荽各 30 克，大青叶 15 克，
水煎服。

4. 白带异常：鸭跖草 30 克，地菍根、三白草根各 15 克，
猪瘦肉适量，水煎服。

5. 急性乳腺炎：鲜鸭跖草 60 克，鲜蒲公英、紫花地丁各
30 克，水煎服或捣烂敷患处。

【典籍说药】 *1.*《本草拾遗》：“主寒热瘴疟，痰饮，疔肿，肉癥涩滞，
小儿丹毒，发热狂痫，大腹痞满，身面气肿，热痢、蛇犬咬，
痈疽等毒。”

2.《日华子本草》：“和赤小豆煮，下水气湿痹，利小便。”

3.《滇南本草》：“补养气血，疗妇人白带，红崩。生新血，
止尿血、鼻衄血、血淋。”

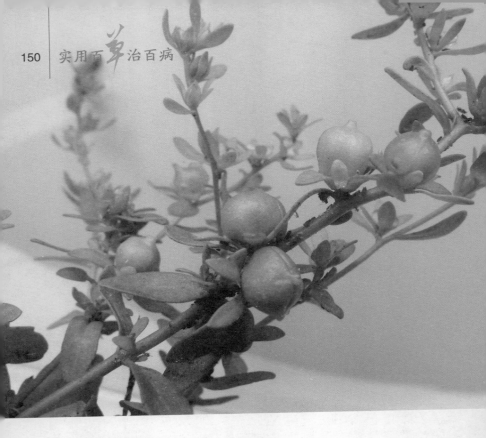

▶ 蚊母草

【别　　名】仙桃草、接骨草、接骨仙桃。

【来　　源】为玄参科植物蚊母草 *Veronica peregrina* Linn. 带虫瘿的全草。

【识别要点】一年生草本。主茎直立，侧枝披散。茎下部叶对生，倒披针形，上部叶互生，长矩圆形，全缘或中上端有三角状锯齿。总状花序顶生或单花生于苞腋；花冠白色或浅蓝色。蒴果。花期 4~5 月，果期 5~6 月。

【生境分布】生于潮湿的荒地、田埂、园圃、沟边、路边。分布于东北、华东、华中、西南各地。

【性味功能】味甘、微辛，性平。活血止血，消肿止痛。

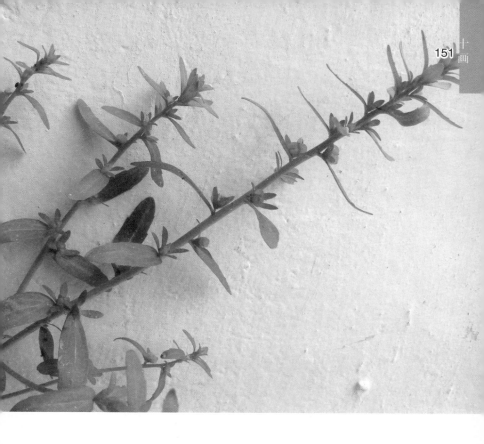

【用量用法】10~30 克，水煎服；外用适量，捣烂敷或煎水洗患处。

【使用禁忌】孕妇忌服。

【民间验方】1. 吐血、咯血、鼻衄、便血：蚊母草 9~12 克，猪瘦肉 60 克，水煎服。

2. 胃痛：蚊母草 9 克，橘核 6 克，水煎服。

3. 月经不调、痛经：蚊母草 9~15 克，水煎，兑甜酒服。

4. 跌打损伤：蚊母草 15 克，水煎，酌加酒兑服。

5. 疔疮疖肿：鲜蚊母草适量，蜂蜜少许，捣烂敷患处。

【典籍说药】1.《本草再新》："降肺气，清肺热，止咳嗽、吐血。"

2.《本草求原》："活血散瘀。"

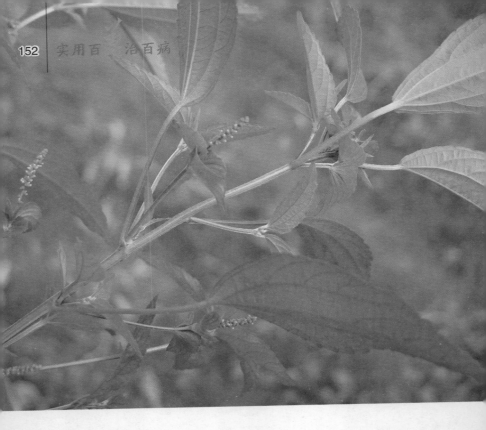

▶ 铁苋菜

【别　　名】人苋、野麻草、血见愁、海蚌含珠、玉碗捧珍珠。

【来　　源】为大戟科植物铁苋菜 *Acalypha australis* L. 的全草。

【识别要点】一年生草本。叶互生，叶片卵状菱形或卵状椭圆形，两面均粗糙无毛。穗状花序腋生；花单性，雌雄同株；苞片展开时肾形，合时如蚌。蒴果。花期 5 ~ 7 月，果期 7 ~ 10 月。

【生境分布】生于旷野、丘陵、路边较湿润的地方。分布于长江、黄河中下游各地，东北、华北、华南、西南各地及台湾。

【性味功能】味苦、涩，性凉。清热利湿，凉血解毒，消积。

【用量用法】15 ~ 30 克，水煎服；外用适量，水煎洗或捣烂敷患处。

【使用禁忌】孕妇忌服。

【民间验方】1. 细菌性痢疾：铁苋菜、凤尾草、马齿苋、旱莲草各15克，水煎服。

2. 节段性肠炎：铁苋菜60克，水蜈蚣、爵床、旱莲草、地苍根各30克，水煎，酌加蜂蜜调服。腹痛剧烈加白芍15克，甘草3克。

3. 急性胃肠炎：鲜铁苋菜30~60克，长蒴母草30克，飞扬草45克，水煎，分3次服。

4. 肠炎：铁苋菜、马齿苋、龙芽草、凤尾草各30克，水煎服。

5. 鼻衄：铁苋菜、白茅根各30克，龙芽草15克，水煎服。

【典籍说药】1.《草木便方》："止泻痢，治虚热，牙痛腮肿，二便热结。"

2.《天宝本草》："利水通淋，走小肠，红痢煎酒下，白痢用茶下。"

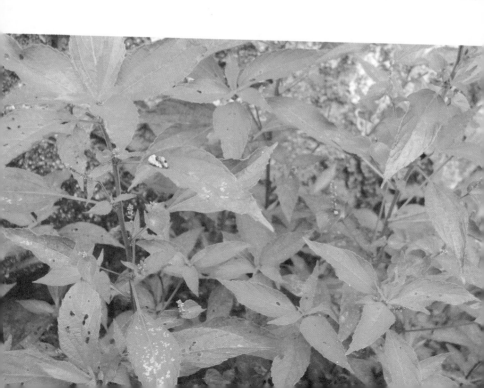

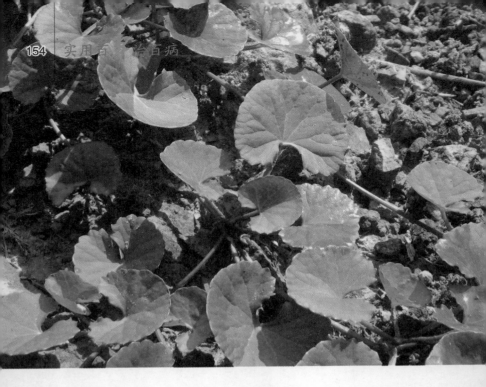

▶积雪草

【别　　名】落得打、崩大碗、蚶壳草、乞食碗、铜钱草、破铜钱草。

【来　　源】为伞形科植物积雪草 *Centella asiatica* (L.) Urban 的全草。

【识别要点】多年生草本。茎匍匐，细长，节上生根。叶互生，具长柄；叶片肾形或近圆形，基部阔心形，边缘有钝锯齿。伞形花序；花紫红色或乳白色，生于基部叶腋。双悬果。花、果期 4 ~ 10 月。

【生境分布】生于阴湿草地、田边、沟边。分布于西南，以及陕西、江苏、安徽、浙江、江西、福建、台湾、湖北、湖南、广东、广西等地。

【性味功能】味苦、辛，性寒。清热利湿，解毒消肿。

【用量用法】15 ~ 30 克，水煎服；外用适量，捣烂敷或煎水洗患处。

【使用禁忌】脾胃虚寒者及孕妇慎服。

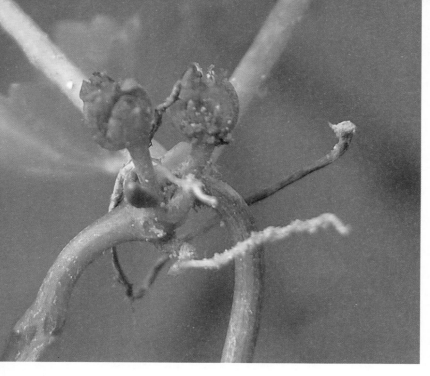

【民间验方】 *1.* 急性黄疸性肝炎：积雪草、田基黄、白茅根各 30 克，
茵陈、栀子各 15 克，水煎，加白糖适量，冲服。

2. 风热感冒：鲜积雪草、天胡荽各 60 克，鲜薄荷叶 15 克，
水煎服。

3. 泌尿系统结石：鲜积雪草、天胡荽、海金沙藤、车前草、
过路黄各 30 克，水煎服。

4. 输卵管炎、卵巢炎：积雪草、天胡荽各 15 克，黄花酢
浆草、连钱草各 10 克，水煎，酌加米酒兑服。

5. 扭伤：鲜积雪草、黄花酢浆草各适量，白酒少许，捣烂
敷患处。

....

【典籍说药】 *1.*《神农本草经》："主大热，恶疮，痈疽，浸淫，赤𤻲，
皮肤赤，身热。"

2.《本草拾遗》："主暴热，小儿丹毒寒热，腹内结气，
捣绞汁服。"

3.《生草药性备要》："治浊，散湿热毒，流水罨过，用
姜醋拌食。又治小肠发痛，洗疳疮。"

▶笔管草

【别　　名】木贼、土木贼、木贼草、野木贼、接骨草。

【来　　源】为木贼科植物笔管草 *Equisetum ramosissimum* subsp. *Debile* (Roxb. ex Vauch.) Hauke 的全草。

【识别要点】多年生草本。地上茎单一或簇生，中空，有纵棱。叶退化，下部连合成鞘，鞘筒紧贴，鞘齿 5~8 个，披针形。孢子囊穗短棒状或椭圆形，顶端有小尖突，无柄。孢子期 8~10 月。

【生境分布】生于路边、田埂边、山坡草丛、河边或溪沟边沙地上。广布于全国各地。

【性味功能】味甘、微苦，性平。清热利湿，明目退翳。

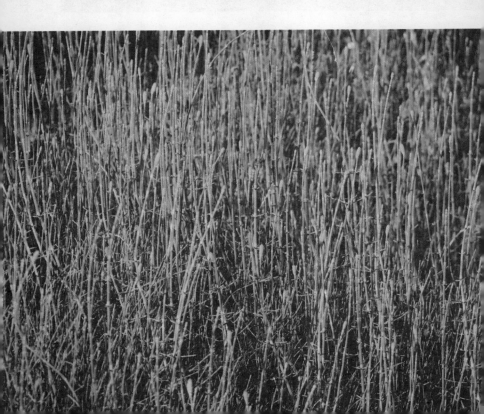

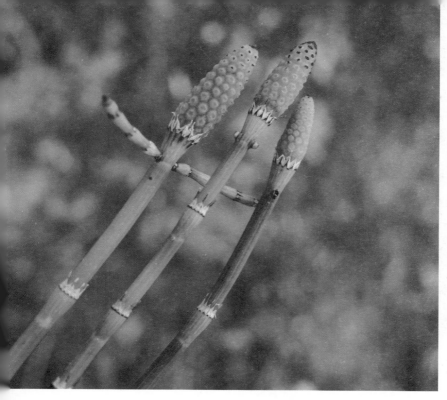

【用量用法】9~30 克，水煎服；外用鲜品适量，捣烂敷患处。

【民间验方】*1.* 急性黄疸性肝炎：笔管草、金丝草、兖州卷柏各 15 克，
水煎服。

2. 痢疾：笔管草、仙鹤草各 30~60 克，水煎加糖服。

3. 急性肾炎：笔管草、马蹄金、车前草、大蓟、薏米根、
兖州卷柏各 15 克，水煎服。

4. 尿道炎、尿道结石：笔管草、金丝草、连钱草各 15~30
克，水煎服。

5. 结膜炎：笔管草、叶下珠、菊花、青葙子各 10 克，
水煎服。

【典籍说药】*1.*《草木便方》："通气，明目，利九窍，消积滞，止嗽
化痰。"

2.《分类草药性》："男子平胃火，补妇人血气。"

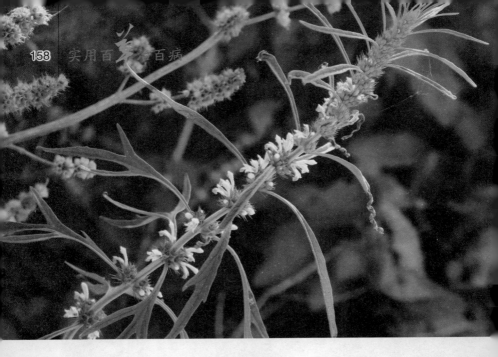

▶ 益母草

【别　　名】益母、茺蔚、红花艾、益母艾、坤草、红花益母草。

【来　　源】为唇形科植物益母草 *Leonurus japonicus* Houtt. 的地上部分。

【识别要点】一年生或二年生草本。茎直立，钝四棱形，有倒向糙伏毛。叶对生，叶型变化很大，基生叶阔卵形或近圆形，5～9浅裂；茎生叶3深裂，中裂又3裂，侧裂片有1～2小裂；最上部叶不分裂，线形。轮伞花序腋生；花冠粉红色至淡紫红色。小坚果。花期6～9月，果期9～10月。

【生境分布】生于田埂、路旁、荒地、溪边、山坡草地，尤以向阳处为多。分布于全国各地。

【性味功能】味苦、辛，性微寒。活血调经，利尿消肿，清热解毒。

【用量用法】9～30克，水煎服；外用鲜品适量，捣烂敷患处。

【使用禁忌】月经过多、崩漏、瞳仁散大者忌服；孕妇慎用。

【民间验方】*1.* 肾炎水肿：益母草、车前草各30克，白茅根50克，冬瓜皮 20 克，水煎服。

2. 闭经：益母草、桃仁各 12 克，归尾、泽兰叶各 9 克，水煎服。

3. 寒凝血瘀型痛经：益母草 30 克，香附 9 克，大枣 10 枚（劈开），老姜 5 片，老酒、红糖各适量，水煎 2 次，上、下午分服，于月经来潮前提早 3 天服用。

4. 产后瘀血作痛：益母草 15 ~ 21 克，乌豆、酒各适量炖服。

5. 恶露不下：益母草 30 克，大蒜茎 15 克，生姜 10 克，大枣 3 枚，水煎去渣，药液调红糖 15 克服。

【典籍说药】*1.*《本草正》："益母草，性滑而利，善调女人胎产诸证，故有益母之号。然惟血热血滞及胎产艰涩者宜之。若血气素虚兼寒及滑陷不固者皆非所宜，不得以其益母之名，谓妇人所必用也。盖用其滑利之性则可，求其补益之功则未也。"

2.《本草汇言》："产后诸疾，因血滞气脉不和，用之相宜，若执益母之名，施于胎前之证，血虚形怯，营阴不足者，肝虚血少，瞳仁散大者，血脱血崩，阳竭阴走者，概而与之，未尝不取咎也。"

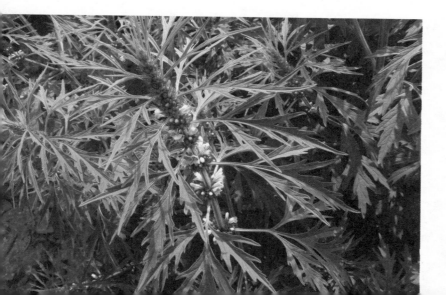

▶ 海金沙藤

【别　　名】左转藤、虾蟆藤、鼎擦藤、洗碗藤、罗网藤、海金沙草。

【来　　源】为海金沙科植物海金沙 *Lygodium japonicum* (Thunb.) Sw. 的地上部分。

【识别要点】多年生攀缘草质藤本。1～2回羽状复叶，两面均被细柔毛，能育叶卵状三角形，不育叶尖三角形。孢子囊生于能育羽片的背面，穗状排列。孢子期夏、秋季。

【生境分布】生于山地路旁或山坡灌丛中。分布于华东、中南、西南及陕西、甘肃等地。

【性味功能】味甘，性寒。清热解毒，利水通淋，活血通络。

【用量用法】15~30克，水煎服；外用鲜品适量，捣烂敷或煎水洗患处。

【使用禁忌】孕妇慎服。

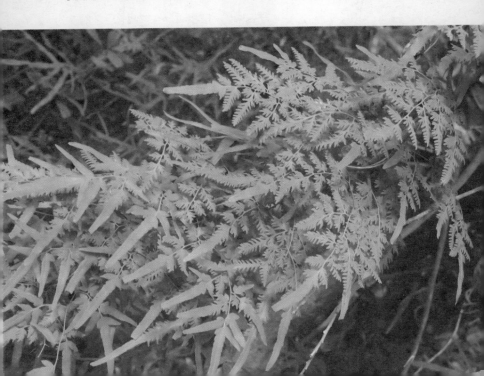

【民间验方】 *1.* 细菌性痢疾：海金沙藤、铁苋菜、马齿苋各 30 克，凤尾草 15 克，水煎服。

2. 湿热黄疸：海金沙藤、凤尾草、地耳草、白英、兖州卷柏各 15 克，水煎服。

3. 尿道炎：鲜海金沙藤、白绒草、车前草各 100 克，水煎代茶饮。

4. 尿血：海金沙藤、荠菜各 30 克，大蓟、车前草各 15 克，水煎服。

5. 急性肾炎：海金沙藤、白茅根各 30 克，玉米须 15 克，水煎服。

【典籍说药】 *1.*《履巉岩本草》：“治淋病热痛者，并小便不利。”
2.《分类草药性》：“退火。治淋证，咳嗽，筋骨疼痛。”

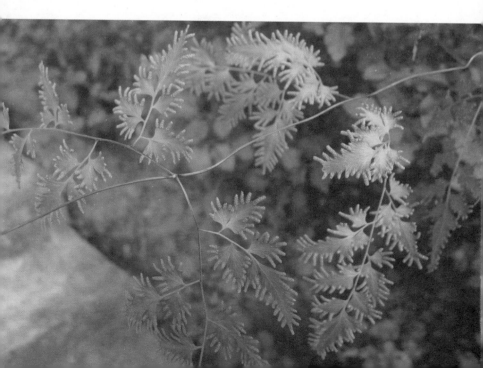

▶ 浮 萍

【别　　名】水萍、浮萍草、田萍、青萍、紫浮萍、紫背浮萍。

【来　　源】为浮萍科植物紫萍 *Spirodela polyrhiza* (L.) Schleid. 的全草。

【识别要点】多年生浮水细小草本。根 5~11 条束生，细长，纤维状。叶状体扁平，倒卵形至卵圆形，上面深绿色，下面带紫红色。花单性，雌雄同株。胞果。花期 4~6 月，果期 5~7 月。

【生境分布】多生于池塘、沟渠、湖湾及稻田水面上。我国南北各地均有分布。

【性味功能】味辛，性寒。发汗解表，透疹止痒，利水消肿，清热解毒。

【用量用法】3~9 克，水煎服；外用适量，捣烂敷或煎水洗患处。

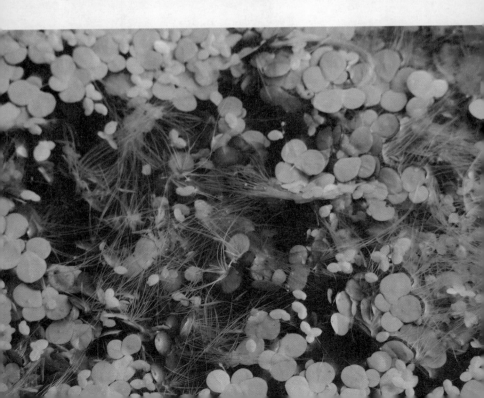

【使用禁忌】《本草经疏》："表气虚而自汗者勿用。"

【民间验方】1. 风热感冒：浮萍、防风各 9 克，牛蒡子、薄荷、紫苏叶各 6 克，水煎服。

2. 急性肾炎：浮萍、木贼草各 15 克，蝉蜕 5 克，水煎服。

3. 小儿阴囊水肿：浮萍研末，每次 1.5 克，糖开水送服。

4. 毒蛇咬伤、毒气入腹、腹部肿胀：鲜浮萍、败酱、甘薯茎叶、水蓼叶各等份，捣烂，加冷开水搅匀，绞汁，频频饮之。

【典籍说药】1.《神农本草经》："主暴热身痒，下水气，胜酒，长须发，止消渴。久服轻身。"

2.《本草衍义补遗》："水萍，发汗尤甚麻黄。"

3.《本草经疏》："水萍，其体轻浮，其性清燥，能祛湿热之药也。热气郁于皮肤则作痒，味辛而气清寒，故能散皮肤之湿热也。"

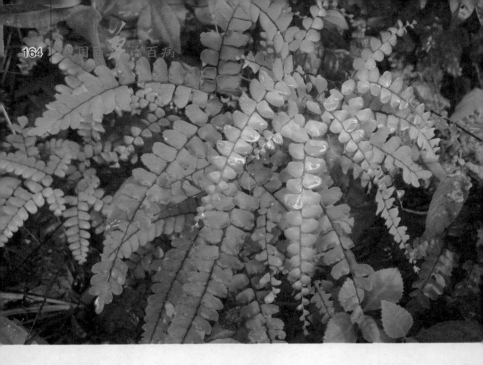

▶ 扇叶铁线蕨

【别　　名】过坛龙、铁线蕨、乌脚枪、乌脚鸡。

【来　　源】为铁线蕨科植物扇叶铁线蕨 *Adiantum flabellulatum* L. 的全草。

【识别要点】多年生草本。根状茎短而直立，密被棕色鳞片。叶簇生；叶片扇形，二至三回不对称的二叉分枝，通常中央的羽片较长，两侧的与中央羽片同形而略短，中央羽片线状披针形，奇数，一回羽状。孢子囊群每羽片 2~5 枚；囊群盖半圆形或长圆形。孢子期 5~11 月。

【生境分布】多生于山坡路旁，疏林下，草丛中的酸性红、黄壤上。分布于西南，以及浙江、江西、福建、台湾、湖北、湖南、广东、海南、广西等地。

【性味功能】味苦、辛，性凉。清热利湿，解毒消肿。

【用量用法】15~30 克，水煎服；外用鲜品适量，捣烂敷或研末调敷患处。

【使用禁忌】《植物名实图考》："疮破不可擦。"

【民间验方】 1. 中暑：鲜扇叶铁线蕨 30 克，水煎服。

2. 急性黄疸性肝炎：扇叶铁线蕨、紫金牛、地耳草各 15 克，水煎服。

3. 湿热泄泻：扇叶铁线蕨、三叶鬼针草、铺地黍各 15 克，水煎服。

4. 尿路感染：扇叶铁线蕨、海金沙藤、石韦各 30 克，水煎服。

5. 疔疮疖肿：鲜扇叶铁线蕨适量，酌加米泔水，捣烂敷患处。

【典籍说药】 1.《植物名实图考》："治疮毒，研末敷之，疮破不可擦。"

2.《岭南采药录》："去痰火结核，功胜夏枯草。理湿热便血，治夹色，均水煎服。捣烂外敷，治百足咬伤，理跌打损伤肿痛。"

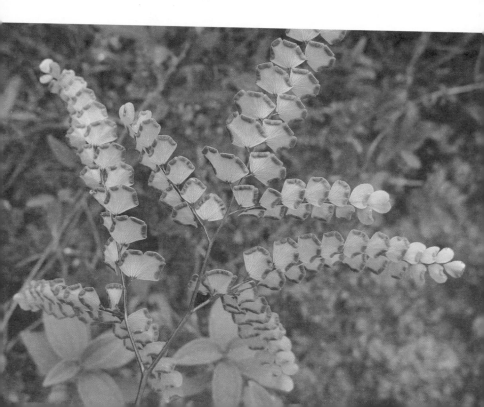

十二画

▶ 野鸡尾金粉蕨

【别　　名】金粉蕨、土黄连、孔雀尾、野鸡尾、野雉尾、小金花草。

【来　　源】为凤尾蕨科植物野雉尾金粉蕨 *Onychium japonicum* (Thunb.) Kze. 的全草。

【识别要点】多年生草本。根状茎长而横走，疏被棕色或红棕色鳞片。叶散生；叶片几和叶柄等长，卵状三角形或卵状披针形，四回羽状细裂。囊群盖线形或短长圆形，膜质，灰白色，全缘。孢子期 12 月至翌年 5 月。

【生境分布】生于山坡路旁、林下沟边或溪边石上。分布于西南、华南、华东等地。

【性味功能】味苦，性寒。清热解毒，凉血止血。

【用量用法】15~30 克，水煎服；外用鲜品适量，捣烂敷患处。

【使用禁忌】本品苦寒，虚寒者慎服。

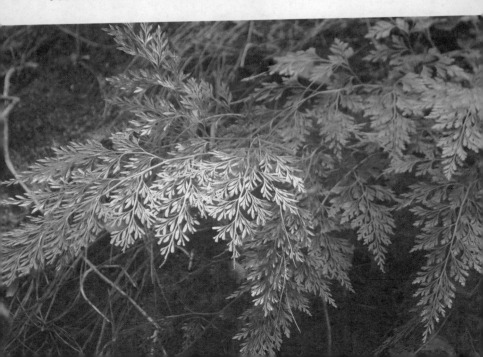

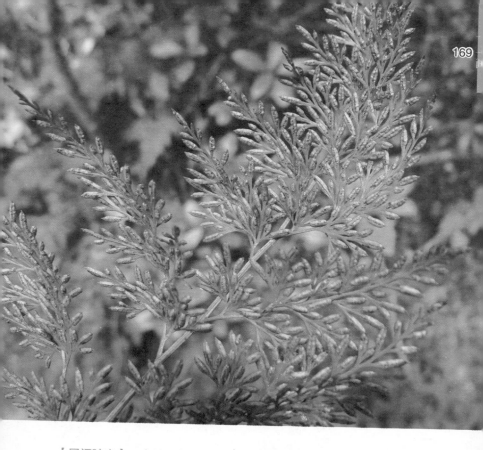

【民间验方】*1.* 中暑、发热：鲜野鸡尾金粉蕨 30 克，水煎服。

2. 肝火旺：野鸡尾金粉蕨、兖州卷柏各 30~60 克，水煎代茶。

3. 热结小便不利或下血：鲜野鸡尾金粉蕨适量，酌加米泔水同捣烂，取汁 1 杯调蜜半杯，炖温，饭前服，每日 2 次。

4. 风火牙痛：野鸡尾金粉蕨 30~50 克，青壳鸭蛋 1~2 个，水炖服。

5. 农药引起的接触性皮炎：鲜野鸡尾金粉蕨、空心菜各适量，煎水洗患处。

【典籍说药】*1.*《植物名实图考》："治头风，利大小便。"

2.《中国药用孢子植物》："清热利湿，解毒止血。治跌打损伤、烫火伤、疔疮、胃肠炎、黄疸、便血、痢疾等。"

▶蛇含

【别　　名】蛇含草、五皮风、五爪风、五爪龙、地五爪。

【来　　源】为蔷薇科植物蛇含委陵菜 *Potentilla kleiniana* Wight et Arn. 的全草。

【识别要点】一年生、二年生或多年生宿根草本。茎平卧，具匍匐茎，花茎被毛。基生叶近于鸟足状，5 小叶；下部茎生叶有 5 小叶，上部茎生叶有 3 小叶，与基生叶相似，被毛。聚伞花序密集枝顶如假伞形；花黄色。瘦果。花、果期 4~9 月。

【生境分布】生于山坡草地、路旁、田边、沟边。分布于华东、中南、西南，以及辽宁、陕西、西藏等地。

【性味功能】味苦，性微寒。清热定惊，止咳化痰，解毒消肿。

【用量用法】9~15 克，水煎服；外用适量，捣烂敷或捣汁涂患处。

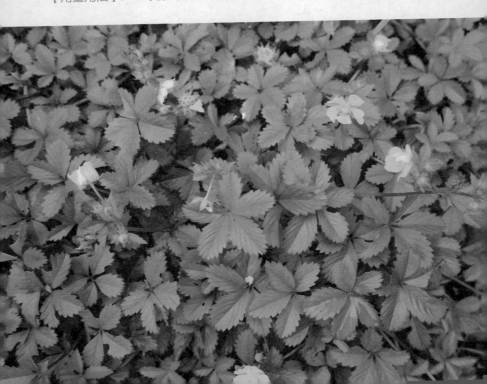

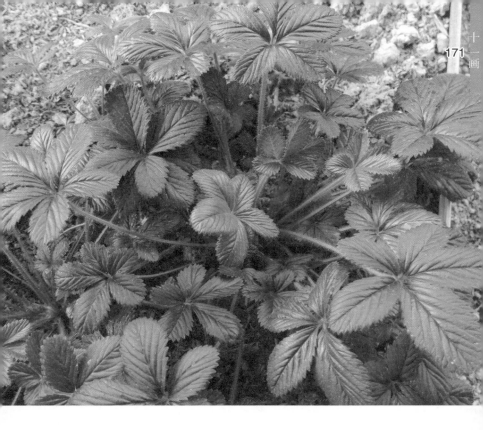

【民间验方】 *1.*胃脘痛：蛇含 30 克，猪瘦肉适量，酒少许，水炖服。

*2.*咳嗽：蛇含、鼠麴草、枇杷叶（去毛）各 10 克，水煎服。

*3.*百日咳：蛇含 15 克，蜜枇杷叶、蜜桑白皮各 10 克，生姜 2 片，水煎服。

*4.*急性乳腺炎：鲜蛇含、蒲公英各 30 克，水煎服；另取鲜蛇含、蒲公英各适量，捣烂敷患处。

*5.*无名肿毒：鲜蛇含、天胡荽、半边莲、紫花地丁各适量，捣烂敷患处。

【典籍说药】 *1.*《神农本草经》："主惊痫，寒热邪气，除热，金疮，疽痔，鼠瘘恶疮，头疡。"

2.《本草图经》："治咽喉肿痛。"

3.《草木便方》："发汗解肌。治风痰咳嗽，惊痫，洗眼消毒。"

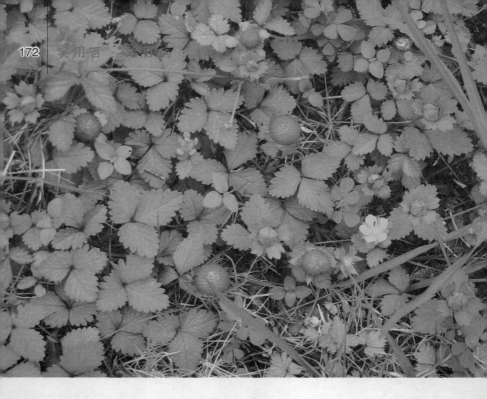

▶ 蛇 莓

【别　　名】蛇泡草、地杨梅、小草莓、蛇婆、三皮风、蛇波、蛇泡。

【来　　源】为蔷薇科植物蛇莓 *Duchesnea indica* (Andr.) Focke 的全草。

【识别要点】多年生匍匐草本。三出复叶互生；小叶片倒卵形至菱状长圆形，先端圆钝，基部宽楔形，边缘有钝锯齿，两面皆有柔毛，或上面无毛；叶柄有柔毛。花单生于叶腋；花黄色。瘦果，红色。花期 6 ~ 8 月，果期 8 ~ 10 月。

【生境分布】生于山坡、河岸、沟沿、田边、草地或潮湿的地方。我国南北各地均有分布。

【性味功能】味甘、淡，凉。有小毒。清热解毒，凉血止血，散瘀消肿。

【用量用法】15 ~ 30 克，水煎服；外用鲜品适量，捣烂敷患处。

【使用禁忌】孕妇慎服。

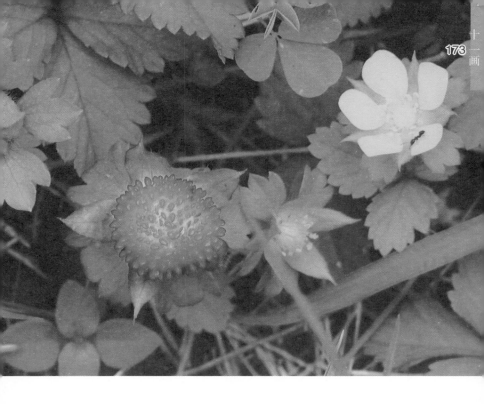

【民间验方】 *1.* 伤暑感冒：鲜蛇莓 30 ~ 60 克，生姜 3 片，酌加水煎，
调红糖少许，内服。

2. 感冒发热咳嗽：鲜蛇莓、连钱草各 30 克，水煎服。

3. 月经不调：蛇莓、一点红各 30 克，白鸡冠花 15 克，水
煎服。

4. 阴痒：鲜蛇莓、一枝黄花、杠板归各适量，水煎熏洗患处。

5. 皮肤瘙痒：鲜蛇莓、一枝黄花、苦楝叶各适量，食盐少
许，水煎熏洗患处。

【典籍说药】 *1.*《本草经集注》： "疗溪毒射工，伤寒大热甚良。"

2.《日华子本草》： "通月经，烂疮肿，敷蛇虫咬。"

3.《本草纲目》： "敷汤火伤，痛即止。"

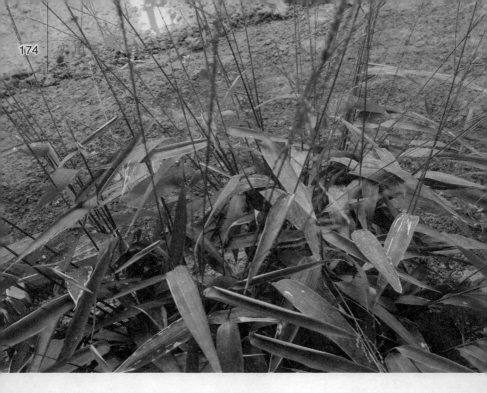

▶ 淡竹叶

【别　　名】长竹叶、金竹叶、淡竹米、地竹、林下竹。

【来　　源】为禾本科植物淡竹叶 *Lophatherum gracile* Brongn. 的全草。

【识别要点】多年生草本。秆直立，疏丛生。叶互生；叶片广披针形，先端渐尖，基部收窄成柄状。圆锥花序顶生；小穗疏散，排列偏于穗轴一侧；颖片长圆形，边缘膜质；外稃先端具短芒。颖果。花期 6~9 月，果期 8~10 月。

【生境分布】生于山坡、林缘、林下或路旁荫蔽处。分布于长江流域以南和西南各地。

【性味功能】味甘、淡，性寒。清热除烦，利尿通淋。

【用量用法】9~15 克，水煎服。

【使用禁忌】《本草汇言》："阴虚清气不化者，不可用。"

【民间验方】1.肺结核潮热：淡竹叶、青蒿各 15 克，地骨皮 30 克，水煎服，连服 7~14 天。

2.血淋、小便疼痛：淡竹叶、生藕节各 30 克，生地 15 克，水煎服。

3.小儿夜啼：淡竹叶 9 克，木通 5 克，车前子 6 克，蝉蜕 5 只，甘草 3 克，水煎服。

4.口舌糜烂：鲜淡竹叶 30 克，木通、生地各 9 克，水煎服。

5.牙痛：淡竹叶、地骨皮各 10 克，生石膏 30 克，水煎服。

【典籍说药】1.《滇南本草》："治肺热咳嗽，肺气上逆，治虚烦，发热不眠。退虚热，止烦热，煎点童便服。"

2.《本草汇言》："淡竹叶，清心火，利小便，通淋闭之药也。淡味五脏无归，但入太阳利小便为专用，有走无守，证因气壮火郁，小水不利，用无不宜。"

3.《药义明辨》："淡竹叶，味甘、淡，气寒，清心肺，除烦热，凡阳中无阴而阳僭者，无分气血虚实，皆可用也。"

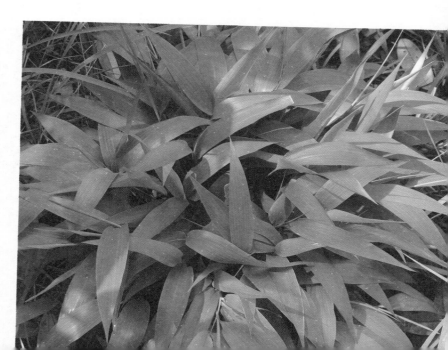

十三画

▶葎 草

【别　　名】勒草、割人藤、锯锯藤、拉拉藤、五爪龙。

【来　　源】为桑科植物葎草 *Humulus scandens* (Lour.) Merr. 的全草。

【识别要点】一年生或多年生缠绕草本，茎、枝、叶柄均具倒钩刺。叶对生，肾状五角形，掌状 5~7 深裂，稀为 3 裂。雌雄异株；雄花小，黄绿色，圆锥花序；雌花序球果状。瘦果。花期春、夏，果期秋季。

【生境分布】生于村旁、沟边、荒地、废墟、林缘边。我国大部分地区有分布。

【性味功能】味甘、苦，性寒。清热解毒，利尿通淋。

【用量用法】15~30 克，水煎服；外用鲜品适量，捣烂敷或煎水洗患处。

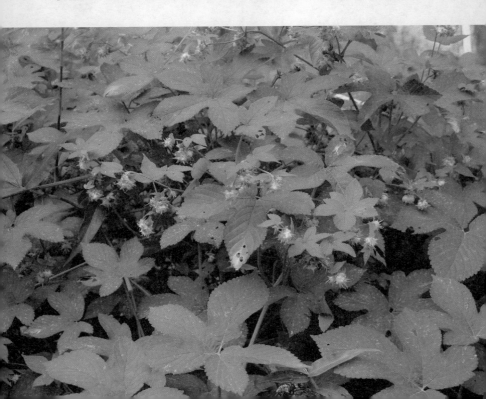

【民间验方】 1. 肺结核：葎草、夏枯草、百部各 12 克，水煎服。

2. 痢疾：葎草、马齿苋、铁苋菜、金锦香、鬼针草各 15 克，水煎服。

3. 泌尿系统结石：葎草 50 克，天胡荽、连钱草、车前草各 30 克，水煎服。

4. 胃肠炎：葎草 12 克，南五味子根、水蓼各 9 克，水煎服。

5. 皮肤瘙痒：葎草、艾叶、苍耳草各适量，煎水熏洗患处。

【典籍说药】 1.《新修本草》："主五淋，利小便，止水痢，除疟、虚热、渴。"

2.《本草纲目》："润三焦，消五谷，益五脏，除九虫，辟温疫，敷蛇、蝎毒。"

3.《本草正义》："主湿热壅塞之实证，亦可为外疡阳毒之外敷药也。"

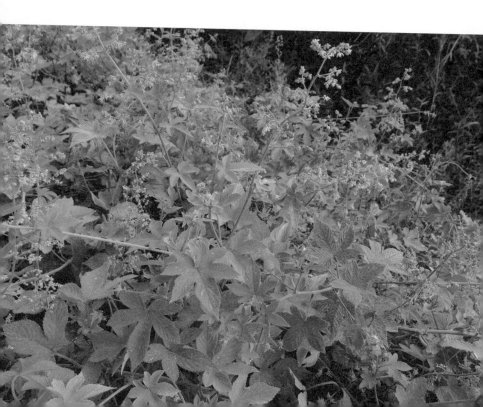

▶萹　蓄

【别　　名】萹竹、萹蓄蓼、百节草、大蓄片、扁猪牙、野铁扫把。

【来　　源】为蓼科植物萹蓄 *Polygonum aviculare* L. 的全草。

【识别要点】一年生草本。茎平卧，具纵棱。叶互生，椭圆形或披针形。花单生或数朵簇生于叶腋；花被绿色，边缘白色或淡红色。瘦果。花期 5~8 月，果期 6~9 月。

【生境分布】多生于田野路边或荒田中。全国各地均有分布。

【性味功能】味苦，性微寒。利尿通淋，杀虫，止痒。

【用量用法】9~15 克，水煎服；外用鲜品适量，捣烂敷或煎水洗患处。

【使用禁忌】《本草正义》："气虚之病，皆非其治。"

【民间验方】*1.* 小便不利：鲜萹蓄 60 克，鲜车前草 30 克，水煎，酌加蜂蜜调服。
2. 尿道结石：萹蓄、海金沙藤、车前草各 30 克，水煎服。

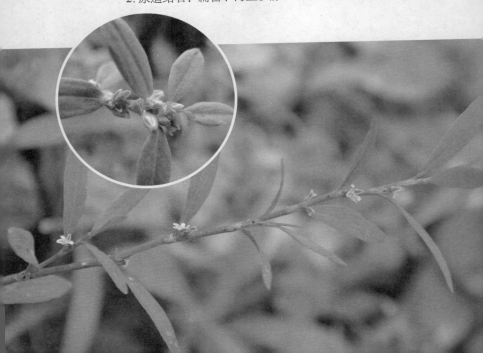

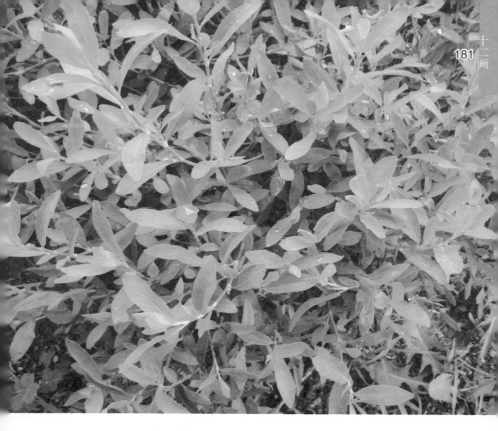

3. 小儿夜啼：鲜萹蓄 15~21 克，蝉蜕 3~5 个，水煎冲糖服。

4. 肛门湿疹：鲜萹蓄、千里光各适量，煎水熏洗患处。

【典籍说药】1.《本草汇言》："萹蓄，其性直遂下行，故《本草》治五淋癃闭，黄疸疥疮，小儿疳蛔，女人阴蚀诸疾。凡属湿热壅闭为患，如物扁而易藏，蓄而不出者，此药推而下流，使淋者止，闭者通，疸黄者散，疮疥者净，而疳蛔阴蚀，必自已矣。"

2.《本草正义》："萹蓄，《本经》《别录》皆以祛除湿热为治，浸淫疥疮、痔痔、阴蚀、三虫，皆湿热为病也。后人以其泄化湿热，故并治溲涩淋浊。《濒湖》以治黄疸、霍乱，皆即清热利湿之功用……若湿热疮疡，浸淫痛痒，红肿四溢，脓水淋漓等证，尤其专职。"

3.《医林纂要·药性》："靖少阳火，燥湿土，主利小便，亦泻心火。"

▶ 粟米草

【别　　名】地麻黄、鸭脚瓜子草。

【来　　源】为粟米草科植物粟米草 *Mollugo stricta* Linn. 的全草。

【识别要点】一年生草本。茎披散，多分枝。基生叶莲座状，早落，茎
　　　　　　生叶假轮生或对生，倒卵形至矩圆状匙形。花小，排成顶
　　　　　　生或与叶对生的二歧聚伞花序；无花瓣，雄蕊通常3枚；
　　　　　　花柱3枚。蒴果。花、果期8~9月。

【生境分布】生于田边、菜园及阴湿旷地。分布于广东、云南、贵州、
　　　　　　四川、陕西、湖北、湖南、江西、浙江、福建、安徽、江苏、
　　　　　　山东等地。

【性味功能】味淡、涩，性凉。清热利湿，消肿解毒。

【用量用法】10~30克，水煎服；外用鲜品适量，捣烂敷患处。

【民间验方】 *1.* 中暑：粟米草 15~30 克，水煎服。

　　　　　　 2. 肠炎腹泻、痢疾：粟米草、车前草各 15 克，萹蓄、仙
鹤草各 12 克，水煎服。

　　　　　　 3. 角膜炎：鲜粟米草适量，捣烂塞鼻孔，左眼患病塞右鼻
孔，右眼患病塞左鼻孔。

　　　　　　 4. 目赤肿痛：粟米草、天胡荽、木贼、千里光各 15 克，
水煎服。

　　　　　　 5. 疮疖：鲜粟米草适量，捣烂敷患处。

【典籍说药】 *1.* 《全国中草药汇编》："清热解毒，利湿。主治腹痛泄泻，
感冒咳嗽，皮肤风疹，外用治眼结膜炎，疮疖肿毒。"

　　　　　　 2. 《中华本草》："清热化湿，解毒消肿。主治腹痛泄泻，
痢疾，感冒咳嗽，中暑，皮肤热疹，目赤肿痛，疮疖肿毒，
毒蛇咬伤，烧烫伤。"

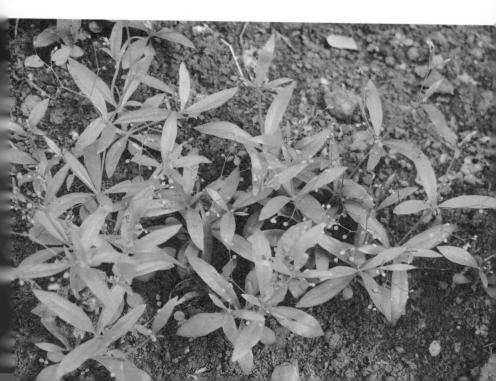

▶ 酢浆草

【别　　名】黄花酢浆草、咸酸草、三角酸、酸味草、鹁鸪酸、斑鸠酸、咸酸仔草。

【来　　源】为酢浆草科植物酢浆草 *Oxalis corniculata* L. 的全草。

【识别要点】多年生草本。总叶柄长，小叶3片，倒心形，先端凹，基部宽楔形。花单生或数朵组成腋生伞形花序；花黄色。蒴果。花期5～8月，果期6～9月。

【生境分布】生于荒地、田野、道旁。全国大部分地区有分布。

【性味功能】味酸，性寒。清热利湿，凉血散瘀，解毒消肿。

【用量用法】9～15克，水煎服，或研末；外用适量，捣烂敷或煎水洗患处。

【使用禁忌】孕妇慎服。

【民间验方】*1.* 急性黄疸性肝炎：酢浆草、夏枯草、车前草、绵茵陈

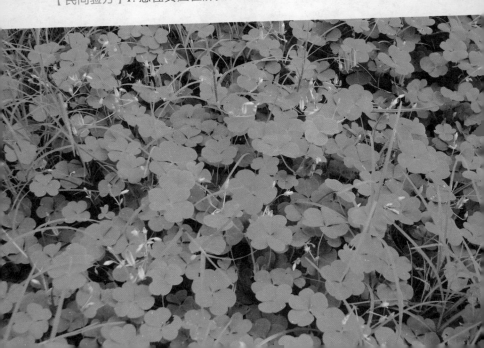

各15克，水煎服。

2. 神经衰弱：鲜酢浆草50克，鲜松针30克，大枣10枚，水煎服。

3. 扭挫伤：鲜酢浆草、石胡荽各适量，童便少许，捣烂擦患处。

4. 乳腺炎：鲜酢浆草、毛冬青叶、鬼针草叶各适量，捣烂敷患处。

5. 毒蛇咬伤：鲜酢浆草、半边莲、积雪草各适量，捣烂敷患处。

【典籍说药】1.《新修本草》："主恶疮瘑瘘，捣敷之；杀诸小虫。食之，解热渴。"

2.《本草纲目》："主小便诸淋，赤白带下……治沙石淋。煎汤洗痔痛脱肛甚效。捣涂汤火、蛇蝎伤。"

3.《医林纂要·药性》："能煮红铜为白，其去瘀血可知。味酸数三，则肝木也。开合应晨夕，则肺金之出治节也。酸立收敛，而开合以时，故能补肺金而清肝火，使气静而血不妄行。治吐血、衄血，去一切逆血瘀血及血热、痈毒、汤火伤，毋以贱而忽之。"

▶ 紫花地丁

【别　　名】紫地丁、犁头草、地丁草、箭头草。

【来　　源】为堇菜科植物紫花地丁 *Viola yedoensis* Makino 的全草。

【识别要点】多年生草本。叶基生，莲座状；下部叶片通常较小，呈三角状卵形或狭卵形，上部较长，呈长圆形、狭卵状披针形或长圆状卵形。花紫堇色或淡紫色，稀呈白色。蒴果。花、果期 4 月中、下旬至 9 月。

【生境分布】生于田间、荒地、山坡草丛、村庄周围。分布于全国大部分地区。

【性味功能】味苦、辛，性寒。清热解毒，凉血消肿。

【用量用法】15~30 克，水煎服；外用鲜品适量，捣烂敷患处。

【使用禁忌】脾胃虚寒者忌服。《本经逢原》："漫肿无头，不赤不肿者禁用，以其性寒，不利阴疽也。"

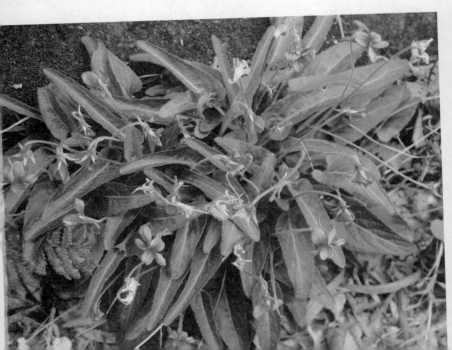

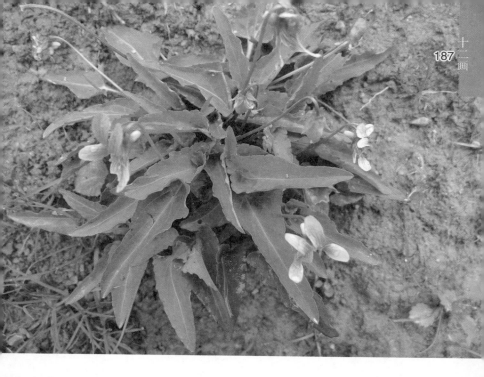

【民间验方】 *1.* 风热感冒：紫花地丁、爵床、一点红各 15 ~ 30 克，水煎服。

2. 风热咳嗽：紫花地丁、鼠麹草、枇杷叶（去毛）各 30 克，连钱草 15 克，水煎服。

3. 前列腺炎：紫花地丁、紫参、车前草各 15 克，海金沙藤 30 克，水煎服，连服数日。

4. 急性乳腺炎：紫花地丁、蒲公英各 30 克，全瓜蒌 15 克，甘草 3 克，水煎服。

【典籍说药】 *1.*《药性纂要》："大抵毒初起及肿毒脓未尽时，以此解毒。若将平复宜补时则不用也。"

2.《要药分剂》："紫花地丁，《纲目》止疗外科症，但考古人每用治痈疽喉痹，取其泻湿除热之功也，大方家亦不可轻弃。"

3.《本草正义》："地丁专为痈肿疔毒通用之药，《濒湖》《纲目》称其苦辛寒，治一切痈疽发背，疔肿瘰疬、无名肿毒、恶疮。然辛凉散肿，长于退热，惟血热壅滞、红肿焮发之外疡宜之。若谓通治阴疽发背寒凝之证，殊是不妥。"

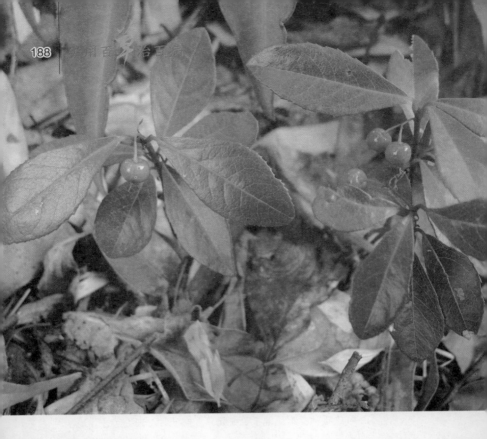

▶ 紫金牛

【别　　名】平地木、不出林、地茶、矮茶、凉伞盖珍珠。

【来　　源】为紫金牛植物紫金牛 *Ardisia japonica* (Thunb.) Bl. 的全草。

【识别要点】小灌木或亚灌木。叶对生或近轮生，叶片椭圆形至椭圆状倒卵形，多少具腺点，两面无毛或有时背面仅中脉被细微柔毛。亚伞形花序；花瓣粉红色或白色。浆果核果状。花期 5~6 月，果期 11~12 月。

【生境分布】生于山地林下阴湿地。分布于陕西及长江流域以南各地。

【性味功能】味辛、微苦，性平。化痰止咳，清利湿热，活血化瘀。

【用量用法】15~30 克，水煎服；外用适量，煎水洗或捣烂敷患处。

【使用禁忌】孕妇忌服。

【民间验方】*1.* 肺痨久嗽咯血：鲜紫金牛 30~60 克，大枣适量，水炖服。

2. 肺结核：紫金牛 60 克，菝葜、白马骨各 30 克，十大功劳 15 克，水煎服。

3. 急性黄疸性肝炎：紫金牛、阴行草、车前草各 30 克，白茅根 15 克，水煎服。

4. 急性肾炎：鲜紫金牛、杏香兔耳风各适量，酌加食盐，捣烂敷肚脐上。

5. 皮肤瘙痒：紫金牛、杠板归、辣蓼、一枝黄花各适量，煎水熏洗患处。

【典籍说药】*1.*《植物名实图考长编》："治男妇吐血，牙痛，通筋骨，和血。研汁服，解蛇毒。"

2.《草木便方》："治风湿顽痹，肺痿久嗽，涂寒毒肿痛。"

3.《天宝本草》："消风散寒。治诸般咳嗽，安魂定魄利心肺。"

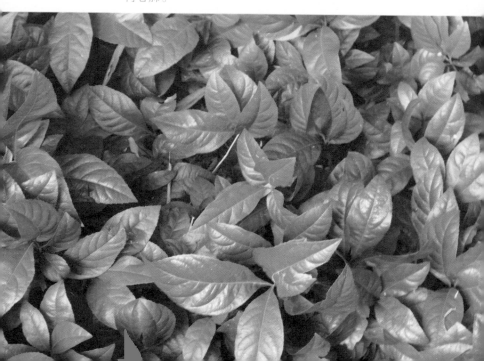

▶ 鹅不食草

【别　　名】地芫荽、地杨梅、球子草、白球子草。

【来　　源】为菊科植物石胡荽 *Centipeda minima* （L.）A. Br. et Aschers. 的全草。

【识别要点】一年生草本。茎纤细，多分枝，基部多匍匐于地，易生根。叶互生，无柄，叶片楔状倒披针形。头状花序细小，扁球形，单生于叶腋，淡黄色或黄绿色。花期 9～11 月。

【生境分布】生于路旁、荒野、田埂、园地、沟边及阴湿草地上。分布于东北、华北、华中、华东、华南、西南等地。

【性味功能】味辛，性温。发散风寒，通鼻窍，止咳。

【用量用法】6～9 克，水煎服；外用鲜品适量，捣烂敷患处。

【使用禁忌】《草木便方》："血虚、孕妇、肺胃有热者忌用。"

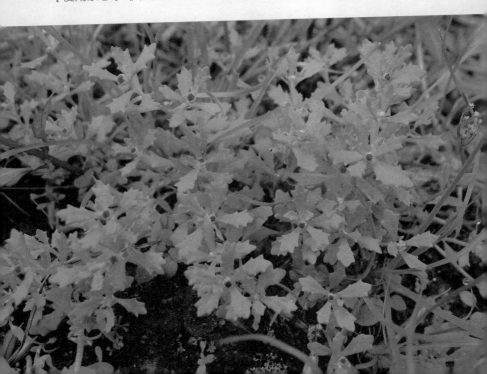

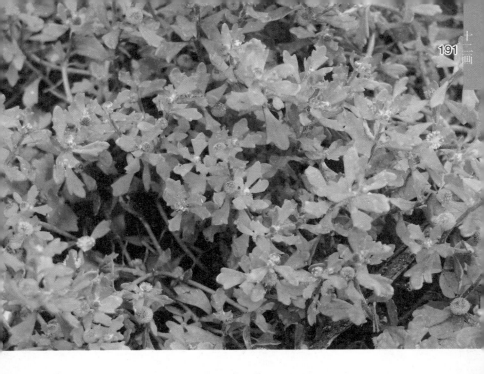

【民间验方】 1. 慢性支气管炎：鹅不食草、鱼腥草各 15 克，柴胡 10 克，水煎服。

2. 风寒感冒、咳嗽：鲜鹅不食草 30~50 克，紫苏叶、生姜各 15 克，红糖适量，水煎服。

3. 百日咳：鹅不食草 80 克，桔梗、甘草、百部各 60 克，白糖 250 克，加水 1500 毫升，煎至 750 毫升，每次服 10 ~ 15 毫升，每日 3 次。

4. 慢性鼻炎：鹅不食草、苍耳子、白芷、辛夷、黄芩各 10 克，薄荷、麻黄各 4.5 克，水煎服。

5. 扭挫伤：鲜鹅不食草、韭菜根、莎草根茎、姜黄、乌桕叶各适量，捣烂酒炒，敷患部。

【典籍说药】 1.《本草拾遗》："去目翳，接塞鼻中，翳膜自落。"

2.《本草纲目》："解毒，明目，散目赤肿云翳，耳聋，头痛，脑酸，治痰疟，鼩鹖，鼻塞不通，塞鼻息自落，又散疮肿。""汁制砒石、雄黄。"

3.《生草药性备要》："理跌打折骨，止痛消肿，去痘后眼膜，医诸般眼疾。"

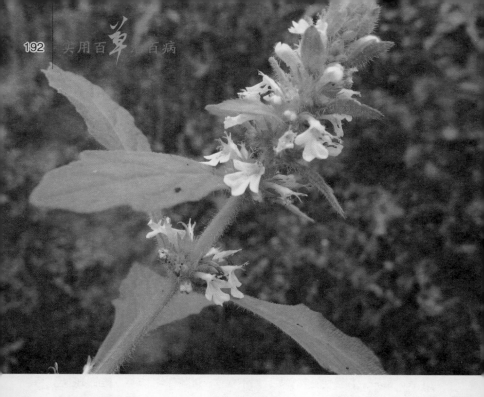

▶ 筋骨草

【别　　名】苦草、苦胆草、四季春、白毛夏枯草。

【来　　源】为唇形科植物筋骨草 *Ajuga ciliata* Bunge 的全草。

【识别要点】一年生或二年生草本。全株被白色长柔毛或绵状长柔毛。
　　　　　　基生叶较多，较茎生叶长而大；叶对生，匙形或倒卵状披
　　　　　　针形，两面被疏糙伏毛或疏柔毛。轮伞花序，腋生或多轮
　　　　　　集成假穗状花序；花冠淡蓝色或淡红紫色，稀白色。小坚果。
　　　　　　花期 3 ~ 7 月，果期 5 ~ 11 月。

【生境分布】生于路旁、沟边、田埂、草坡、村庄附近较阴湿肥沃的土
　　　　　　壤上，或栽培。分布于华东、中南及西南地区。

【性味功能】味苦，性寒。清热解毒，凉血消肿。

【用量用法】15 ~ 30 克，水煎服；外用鲜品适量，捣烂敷患处。

【使用禁忌】脾胃虚寒者及孕妇慎服。

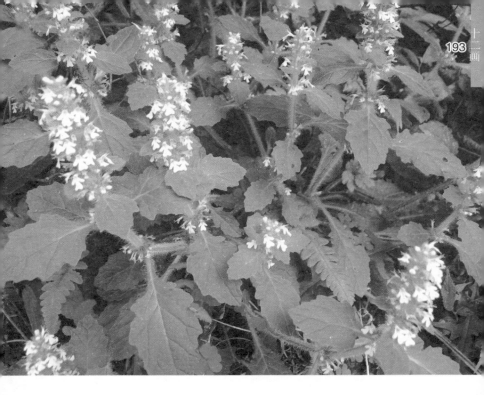

【民间验方】*1.* 风热感冒：筋骨草 30 克，金银花 10 克，大青叶 15 克，水煎服。

2. 胆囊炎：筋骨草、兖州卷柏各 15 克，炒栀子 6 克，白花蛇舌草、鼠麹草各 30 克，水煎服。

3. 高血压：筋骨草 30 克，龙葵 15 克，水煎服。

4. 化脓性扁桃体炎：鲜筋骨草叶 50～60 片，青皮鸭蛋 1个，水煎服。

5. 乳腺炎：筋骨草 30～60 克，水煎服；另取鲜筋骨草适量，酌加米饭，捣烂，适当加温后敷患处。

【典籍说药】*1.*《本草拾遗》："主金疮止血，长肌，断鼻中衄血，取叶挼碎敷之；亦煮服断血瘀及卒下血。"

2.《本草纲目拾遗》："专清肝火。"

3.《分类草药性》："退火散血，消肿毒。跌打损伤，泡酒服。"

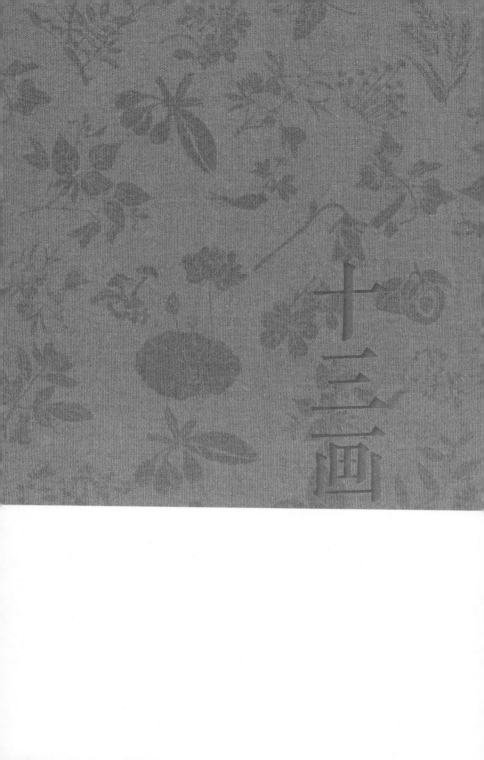

十三画

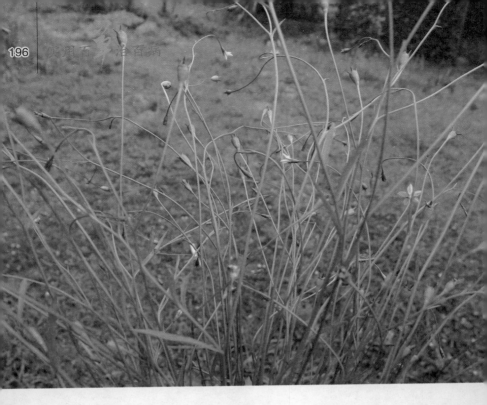

▶ 蓝花参

【别　　名】兰花参、金线吊葫芦、金丝吊葫芦、蓝花草、寒草。

【来　　源】为桔梗科植物蓝花参 *Wahlenbergia marginata* (Thunb.) A. DC. 的全草。

【识别要点】多年生草本，有白色乳汁。根细长，外面白色，细胡萝卜状。叶互生，倒披针形或椭圆形，上部条状披针形或椭圆形。花梗极长，细而伸直；花蓝色。蒴果。花、果期3～9月。

【生境分布】生于田埂、路边、沟边和荒地中。分布于长江流域以南各地。

【性味功能】味甘、微苦，性平。益气健脾，宣肺化痰，祛风解毒。

【用量用法】15～30克，水煎服；外用鲜品适量，捣烂敷患处。

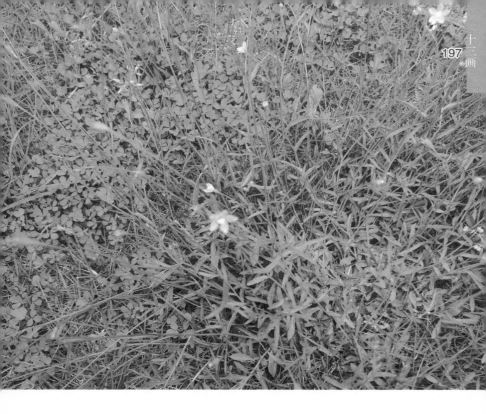

【民间验方】 *1.*伤风感冒：蓝花参 18 克，连钱草 15 克，冰糖适量，水煎服。

*2.*急性胃肠炎：蓝花参 18 克，葫芦茶、黄花稔各 9 克，牡荆 15 克，水煎服。

*3.*痢疾：蓝花参、土丁桂、翻白草、铁苋菜各 15 克，水煎服。

*4.*百日咳：蓝花参 15 克，石胡荽 6 克，百合 10 克，水煎服。

*5.*小儿疳积：蓝花参 9 ~ 15 克，猪瘦肉适量，水炖服。

【典籍说药】 *1.*《滇南本草》："盖烦劳则心家虚热生焉。以参之甘益元气，而虚热自除也。夜多不寐，睡卧不宁。心生血，脾统血，心脾血虚，神不敛志，所以自汗、盗汗也。"

2.《质问本草》："治感冒风寒湿气，发散之品。"

▶ 蒲公英

【别　　名】婆婆丁、古古丁、黄花地丁、黄花草、黄花郎。

【来　　源】为菊科植物蒲公英 *Taraxacum mongolicum* Hand.-Mazz. 的全草。

【识别要点】多年生草本。全株含白色乳汁，被白色疏软毛。叶根生，排成莲座状；叶片矩圆状披针形、倒披针形或倒卵形，边缘浅裂或不规则羽状分裂，裂片齿牙状或三角状。头状花序；全部为舌状花，花冠黄色。瘦果。花期4～5月，果期6～7月。

【生境分布】生于路边、荒野、山坡草地、田间，或栽培。分布于东北、华北、华东、华中、西南，以及陕西、甘肃、青海等地。

【性味功能】味苦、甘，性寒。清热解毒，消肿散结，利尿通淋。

【用量用法】10～30克，水煎服；外用鲜品适量，捣烂敷患处。

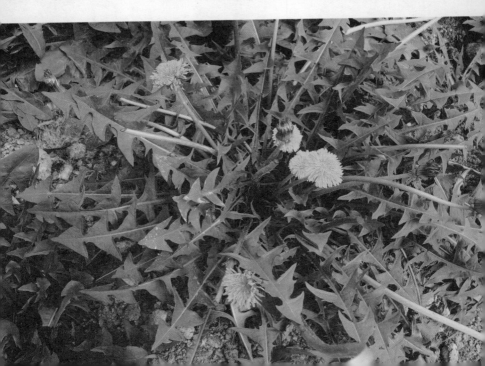

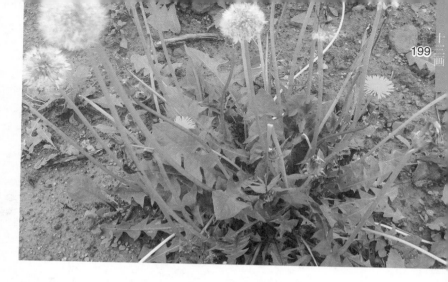

【民间验方】1. 胆囊炎：蒲公英、虎杖根各 30 克，水煎服。

2. 胆道感染：蒲公英、三叶鬼针草各 30 克，海金沙、连钱草各 15 克，郁金 12 克，川楝 6 克，水煎浓缩至 150 毫升，分 3 次服，每次 50 毫升。

3. 妊娠合并尿路感染：蒲公英、车前草、苎麻根各 30 克，水煎服。

4. 小儿急性肾炎：蒲公英、地胆草各 15 克，金丝草、益母草、白茅根各 10 克，水煎，分次服用。

5. 流行性腮腺炎：蒲公英、马齿苋、野菊花、板蓝根、金银花各 6 克，水煎服；另取青黛适量，调醋涂患处，干后抹盐水，以保持湿润。

【典籍说药】1.《本草经疏》：“蒲公英，其味甘平，其性无毒，当是入肝入胃，解热凉血之要药。乳痈属肝经，妇人经行后，肝经主事，故主妇人乳痈肿乳毒，并宜生啖之良。”

2.《本草求真》：“蒲公英，能入阳明胃、厥阴肝，凉血解热，故乳痈、乳岩为首重焉。缘乳头属肝，乳房属胃，乳痈、乳岩，多因热盛血滞，用此直入二经，外敷散肿臻效，内消须同夏枯草、贝母、连翘、白芷等药同治。”

3.《本草正义》：“蒲公英，其性清凉，治一切疔疮、痈疡、红肿热毒诸证，可服可敷，颇有应验，而治乳痈、乳疖、红肿坚块，尤为捷效。鲜者捣汁温服，干者煎服，一味亦可治之，而煎药方中必不可缺此。”

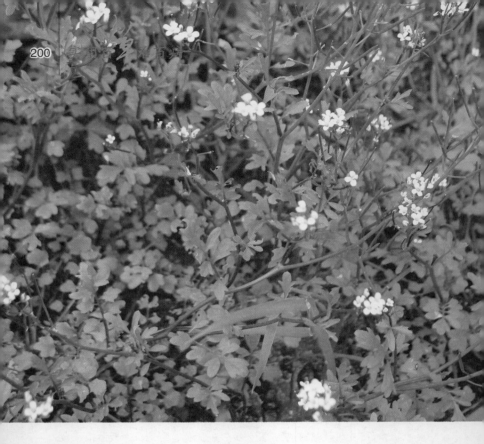

▶ 碎米荠

【别　　名】白带草、雀儿菜、野荠菜、硬毛碎米荠。

【来　　源】为十字花科植物碎米荠 *Cardamine hirsuta* L. 的全草。

【识别要点】一年生或二年生小草本。茎直立或斜升。叶为羽状复叶，小叶 9~13 片，卵圆形至条形，基生叶少，茎生叶互生，有短柄。总状花序生于枝顶；花小，白色。长角果。花期 2~4 月，果期 4~6 月。

【生境分布】生于山坡、路旁、田边、沟边。分布于辽宁、河北、山西、陕西、甘肃、山东，以及长江以南各地。

【性味功能】味甘、淡，性凉。清热利湿，养心安神，凉血止血。

【用量用法】15~30 克，水煎服；外用鲜品适量，捣烂敷患处。

【民间验方】1. 神经官能症引起心悸：鲜碎米荠 30~60 克，猪心 1 个，水炖服。

2. 吐血、便血：碎米荠 15 克，侧柏叶、荆芥炭各 9 克，生地 12 克，水煎服。

3. 急性尿道炎：鲜碎米荠 30 克，石韦 15 克，金银花 6 克，水煎服。

4. 寒湿腰痛：碎米荠 50 克，鸡蛋 2 个，水煎，吃蛋喝汤。

5. 湿热带下：碎米荠、三白草根、地菍根各 15~30 克，猪瘦肉适量，水煎服。

6. 皮肤瘙痒：碎米荠、苍耳草、水蓼、一枝黄花各适量，煎水熏洗患处。

【典籍说药】1.《全国中草药汇编》："清热利湿。主治尿道炎，膀胱炎，痢疾，白带；外用治疔疮。"

2.《中华本草》："清热利湿，安神，止血。主治湿热泻痢，热淋，白带，心悸，失眠，虚火牙痛，小儿疳积，吐血，便血，疔疮。"

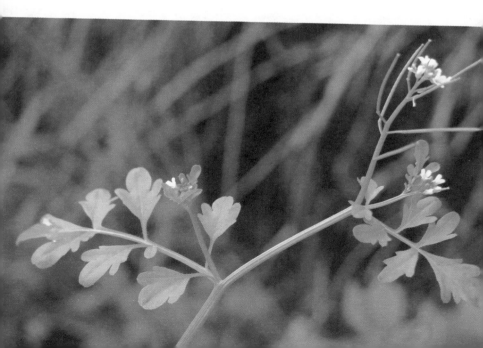

▶ 鼠麴草

【别　　名】鼠耳草、黄花子草、清明菜、鼠密艾、黄花果、田艾。

【来　　源】为菊科植物拟鼠麴草 *Pseudognaphalium affine* (D.Don) Anderb. 的全草。

【识别要点】一年生或二年生草本，全株密被白色绵毛。叶互生；基部叶花期枯萎；下部和中部叶片倒披针形或匙形，先端圆，具刺尖头，基部渐狭，稍下延，全缘。头状花序多数，通常在茎端密集成伞房状；花全为管状，黄色。瘦果。花期3～6月，果期8～11月。

【生境分布】生于路旁、田埂、荒地，尤以稻田最常见。分布于华东、中南、西南，以及河北、陕西、台湾等地。

【性味功能】味甘，性平。止咳化痰，健脾和胃，祛湿解毒。

【用量用法】15～30克，水煎服；外用适量，捣烂敷或煎水洗患处。

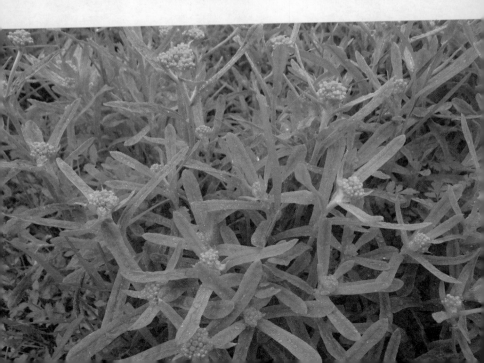

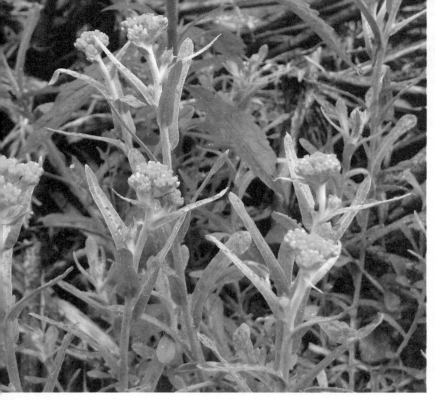

【民间验方】 *1.* 慢性支气管炎：鼠麹草 15 克，款冬花、杏仁、枇杷叶各 9 克，水煎服。

2. 感冒咳嗽：鼠麹草 30 克，青蒿 15 克，薄荷 9 克，水煎服。

3. 伤风咳嗽：鼠麹草、炙枇杷叶各 15 克，连钱草、桔梗各 9 克，甘草 3 克，水煎服。

4. 高血压：鼠麹草 15 克，夏枯草 12 克，草决明 10 克，水煎服。

5. 蚕豆黄：鼠麹草 60 克，车前草、凤尾草各 30 克，绵茵陈 20 克，水煎去渣，酌加白糖，调匀代茶。

【典籍说药】 *1.* 《日华子本草》："调中益气，止泄，除痰，压时气，去热嗽。"

2. 《本草正》："大温肺气，止寒嗽，散痰气，解风寒寒热，亦止泄泻。铺艾卷作烟筒用，熏久嗽尤效。"

3. 《本草纲目拾遗》："治囊风湿痒，煎汤洗；愈儿疳、梅疮、下疳，同甘草煎洗。"

十四画及以上

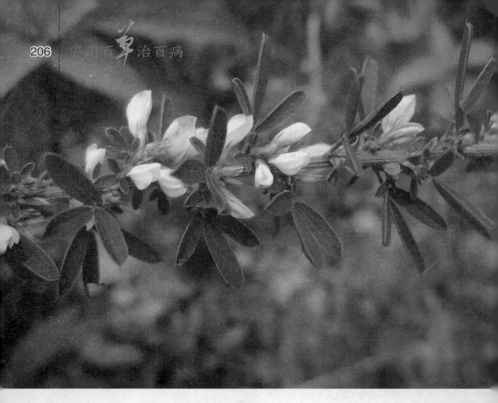

▶ 截叶铁扫帚

【别　　名】夜关门、铁扫帚、千里光、关门草、铁马鞭。

【来　　源】为豆科植物截叶铁扫帚 *Lespedeza cuneata* (Dum.–Cours.) G. Don 的全草。

【识别要点】小灌木。三出复叶；叶密集，柄短；小叶楔形或线状楔形，上面近无毛，下面密被伏毛。总状花序；花冠淡黄色或白色。荚果，被伏毛。花期 7 ~ 8 月，果期 9 ~ 10 月。

【生境分布】生于山坡草丛中、路旁。分布于华东、中南、西南及陕西等地。

【性味功能】味苦、涩，性凉。平肝明目，清热解毒，祛痰止咳，健脾利湿，益肾涩精。

【用量用法】15 ~ 30 克，水煎服；外用鲜品适量，捣烂敷患处。

【使用禁忌】孕妇忌服。

【民间验方】 *1.* 急性肾炎：截叶铁扫帚、乌药、积雪草各 30 克，白马骨 15 克，水煎服。

2. 慢性支气管炎：截叶铁扫帚、鱼腥草各 30 克，一枝黄花、兖州卷柏各 6 克，薜荔（或桑白皮）9 克，酌加猪肺，水炖服。

3. 失眠多梦：截叶铁扫帚 30 克，夜交藤 25 克，合欢皮 15 克，水煎，每晚临睡服。

4. 夜盲症：截叶铁扫帚、叶下珠各 30 克，苍术 9 克，鸭肝 1 副，水炖服。

5. 小儿疳积：截叶铁扫帚、多花勾儿茶各 60 克，白马骨根 30 克，猪脚 1 节，水炖，分次服。

【典籍说药】 *1.*《质问本草》："治跌打损伤，煎之而蒸，能散瘀血。"

2.《分类草药性》："治红崩，白带，痢症。"

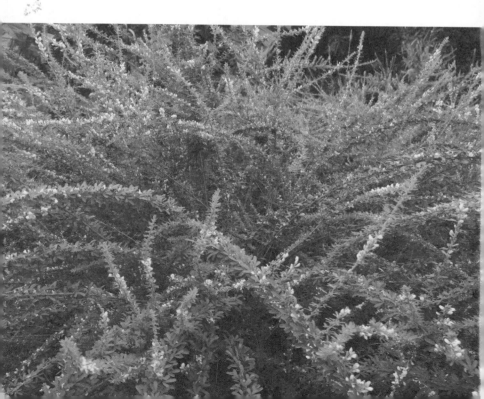

▶蔊 菜

【别　　名】辣米菜、野油菜、塘葛菜、山芥菜、野雪里蕻。

【来　　源】为十字花科植物蔊菜 *Rorippa indica* (L.) Hiern 的全草。

【识别要点】一年生或二年生直立草本。叶互生，基生叶及茎下部叶具
　　　　　　长柄，叶形多变化，通常大头羽状分裂；茎上部叶片宽披
　　　　　　针形或匙形。总状花序；花小，黄色。长角果。花期4~6月，
　　　　　　果期6~8月。

【生境分布】生于路旁、田野、园圃、村庄周围及荒地湿润处。分布于
　　　　　　陕西、甘肃、山东、江苏、浙江、江西、福建、台湾、河南、
　　　　　　湖南、广东、四川、云南等地。

【性味功能】味辛、甘，性微温。疏风解表，祛痰止咳，利湿退黄，解
　　　　　　毒消肿。

【用量用法】15~30克，水煎服；外用鲜品适量，捣烂敷患处。

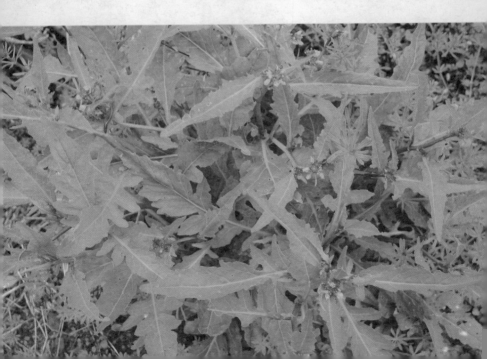

【民间验方】 *1.*感冒：鲜蕺菜 30～60 克，葱白 9～15 克，水煎服。

*2.*扁桃体炎、咽喉肿痛：鲜蕺菜、马蹄金各 60 克，捣烂绞汁服。

*3.*头目眩晕：鲜蕺菜嫩苗 30 克，切碎，打入鸡蛋 1 个，调匀，菜油或茶油炒食。

*4.*酒后伤风：鲜蕺菜、黄疸草各 30 克，捣烂绞汁，食盐少许，开水冲服。

*5.*小儿火气或发热：蕺菜 15~30 克，洗净捣烂取汁，和少许蜂蜜或食盐调匀，炖温服。如大便燥结必须和蜜服。

【典籍说药】 *1.*《本草拾遗》："去冷气，腹内久寒，饮食不消，令人能食。"

2.《本草纲目》："利胸膈，豁冷痰，心腹痛。"

3.《分类草药性》："治刀砍斧伤，烂疮，生肌，嚼涂。"

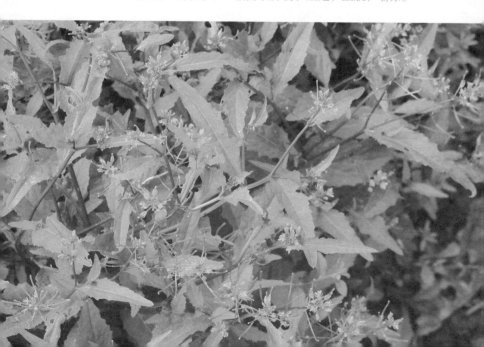

▶ 楮头红

【别　　名】风柜斗草、耳环草、楮头红、尼泊尔肉穗草。

【来　　源】为野牡丹科植物楮头红 *Sarcopyramis napalensis* Wall. 的全草。

【识别要点】直立草本。茎四棱形，肉质。叶对生；叶片广卵形或卵形，上面疏生糙伏毛，下面被微柔毛或几无毛。花1~3朵排成聚伞花序，生于分枝顶端；花粉红色至紫红色；萼筒钟状漏斗形，具四棱，棱上有狭翅，裂片4，顶端平截，具流苏状长缘毛膜质的盘。蒴果。花期8~10月，果期9~12月。

【生境分布】生于林下阴湿处。分布于西南，以及广西、广东、湖南、湖北、西藏、福建、江西等地。

【性味功能】味甘、酸，性凉。清热解毒，平肝明目。

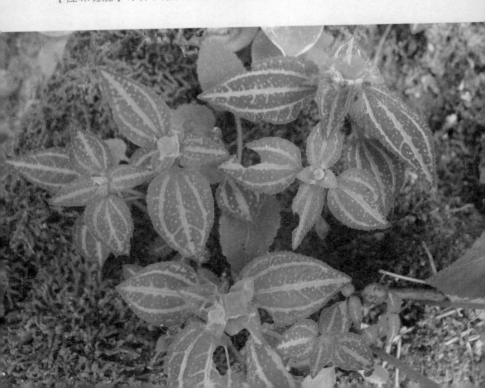

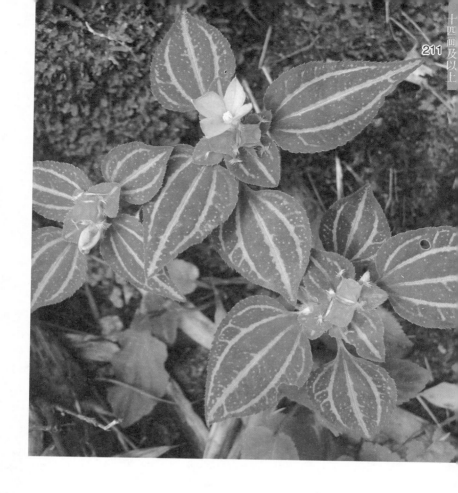

【用量用法】6~15 克，水煎服；外用鲜品适量，捣烂敷患处。

【民间验方】*1.* 保肝、护肝：楮头红适量，开水冲泡代茶。

2. 急性黄疸性肝炎：鲜楮头红、积雪草各 30 克，地耳草 15 克，水煎服。

3. 胆囊炎：楮头红、郁金、白芍各 10 克，白英 20 克，水煎，酌加白糖兑服。

4. 小儿肝火旺、咳嗽：楮头红 6~9 克，酌加冰糖，水炖服。

5. 无名肿毒：鲜楮头红、紫花地丁各适量，捣烂敷患处。

6. 蛇头疔：鲜楮头红适量，酌加蜂蜜，捣烂敷患处。

▶ 豨莶草

【别　　名】希仙、黄花草、虾钳草、大叶草、风湿草、粘不扎。

【来　　源】为菊科植物豨莶 *Sigesbeckia orientalis* L. 的全草。

【识别要点】一年生草本。茎直立，被灰白色短柔毛。叶对生；基部叶
花期枯萎；中部叶三角状卵圆形或卵状披针形；上部叶渐
小，卵状长圆形。头状花序多数聚生于枝端，排列成具叶
的圆锥花序。瘦果。花期 4 ~ 9 月，果期 6 ~ 11 月。

【生境分布】生于山野、荒草地、灌丛、林缘及村庄周围。分布于陕西、
甘肃、江苏、安徽、浙江、江西、福建、台湾、湖南、广东、
海南、广西、四川、贵州、云南等地。

【性味功能】味辛、苦，性寒。祛风湿，利关节，解毒。

【用量用法】9 ~ 12 克，水煎服；外用适量，捣烂敷或煎水洗患处。

【使用禁忌】《本草经疏》："凡病人患四肢麻痹、骨间疼、腰膝无力，
由于脾、肾两亏、阴血不足，不因风湿所中而得者，不宜
服之。"

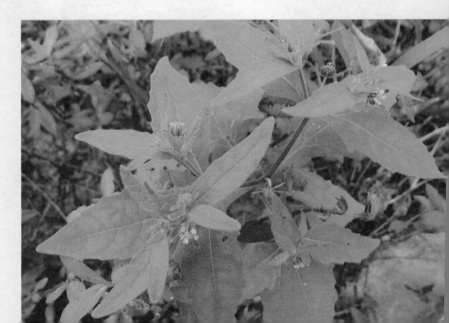

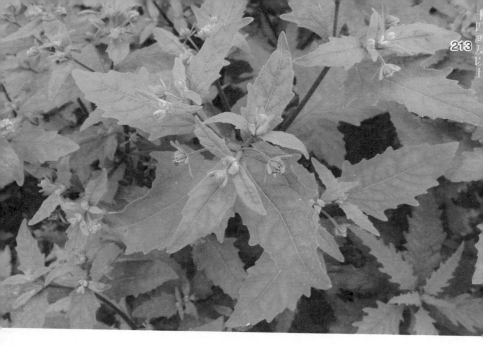

【民间验方】 *1.* 中暑发热、心烦胸闷、精神疲倦、出汗、口渴、小便短赤：鲜豨莶草、积雪草各 60 克，爵床 30 克，食盐少许，捣烂绞汁，日服 1～3 次。

2. 高血压：豨莶草、臭牡丹各 30 克，车前草、夏枯草各 15 克，水煎服。

3. 风湿疼痛：豨莶草 15 克，鸡血藤 20 克，水煎服。

4. 胆道蛔虫：豨莶草 30 克，海金沙全草、马蹄金各 15 克，苦楝根皮 9 克，水煎服。

5. 产褥感染：豨莶草 9 克，葫芦茶、粗叶榕根各 30 克，一点红、爵床各 15 克，水煎服。

【典籍说药】 *1.*《新修本草》："主热蟨、烦满不能食。""主金疮，止痛、断血、生肉，除诸恶疮，消浮肿。"

2.《本草纲目》："生捣汁服则令人吐，故云有小毒。九蒸九暴则补人去痹，故云无毒。生则性寒，熟则性温。云热者，非也。"

3.《本草述》："凡患四肢麻痹，骨间疼，腰膝无力，由于外因风湿者，生用，不宜熟；若内因属肝肾两虚，阴血不足者，九制用，不宜生。"

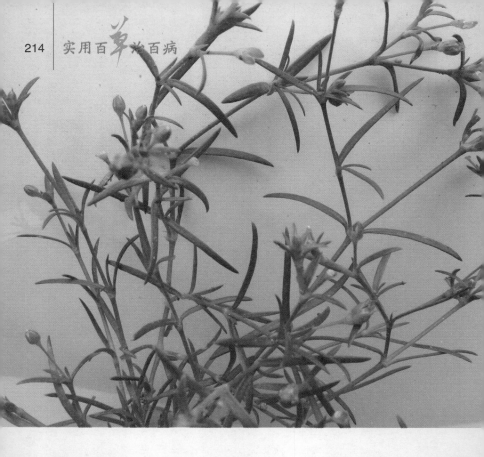

▶漆姑草

【别　　名】蛇牙草、踏地草、大龙叶、虎牙草、胎乌草。

【来　　源】为石竹科植物漆姑草 *Sagina japonica* (Sw.) Ohwi 的全草。

【识别要点】一年生小草本。茎纤细，丛生，稍铺散，上部被稀疏腺柔毛。叶对生，线形，具1条脉，基部抱茎。花小，单生枝端；花瓣5，白色。蒴果。花期3~5月，果期5~6月。

【生境分布】生于荒地、田间、庭园或路旁草地。分布于东北、华北、华东、西南，以及陕西、广西等地。

【性味功能】味苦、辛，性凉。清热利湿，杀虫止痒，解毒消肿。

【用量用法】15~30克，水煎服；外用鲜品适量，捣烂敷患处。

【民间验方】 1.慢性鼻炎、副鼻窦炎：鲜漆姑草揉烂塞鼻孔内，每天1次，连用1周。

2.痔疮：鲜漆姑草、爵床、无花果叶各适量，煎水洗患处。

3.漆疮：鲜漆姑草、丝瓜叶各适量，煎水洗患处，每日2~3次。

4.接触性皮炎：鲜漆姑草、韭菜叶各等份，捣烂绞汁涂抹患处，每日3~4次。

5.毒蛇咬伤：鲜漆姑草、半边莲各适量，酌加雄黄，捣烂敷患处。

【典籍说药】 1.《本草拾遗》："主漆疮，亦主溪毒疮。"

2.《本草经疏》："主大人小儿丹毒。治一切血热为病之要药也。"

3.《本草汇言》："治热血疥癣风毒疮疹之药也。前人治一切热毒恶疮，秃疮、虫疹及大人小儿丹毒，蛀齿并诸虫，毒水成疮。捣汁和酒服即见效也。"

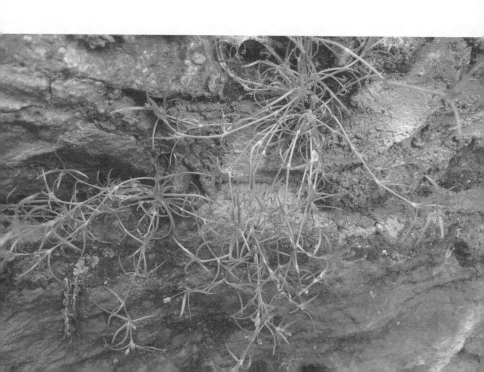

▶ 翠云草

【别　　名】蓝地柏、龙鳞草、藤扁柏、绿绒草。

【来　　源】为卷柏科植物翠云草 *Selaginella uncinata* (Desv.) Spring 的全草。

【识别要点】多年生草本。主茎伏地蔓生，分枝处着地生不定根。主茎上的叶较大，卵形或卵状椭圆形；分枝上的叶二型，紧密排成一平面，中叶较小，嫩叶上面呈碧绿色或碧蓝色。孢子囊穗单生于侧枝顶；孢子叶卵状三角形，有白边。11 月生孢子。

【生境分布】生于林下路旁湿地或沟谷溪边。分布于华东、中南、西南各地。

【性味功能】味淡、微苦，性凉。清热利湿，止咳化痰，凉血止血。

【用量用法】15 ～ 30 克，水煎服；外用鲜品适量，捣烂敷患处。

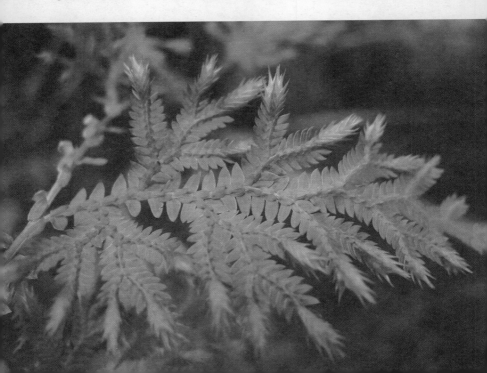

【民间验方】 1. 急性黄疸性肝炎：翠云草、地耳草、阴行草、绵茵陈各 15 克，水煎服。

2. 慢性支气管炎：翠云草、蓝花参、小二仙草各 15 克，水煎服。

3. 肠炎、痢疾：翠云草、马齿苋各 30 克，水煎服。

4. 尿道炎：鲜翠云草、车前草各 30 克，水煎服。

5. 烫火伤：翠云草适量，研细末，调桐油或麻油涂患处。

【典籍说药】 1.《采药书》："治痔漏，同胡桃叶煎洗。"

2.《本草纲目拾遗》："治吐血，解火毒。"

3.《植物名实图考》："舒筋络。"

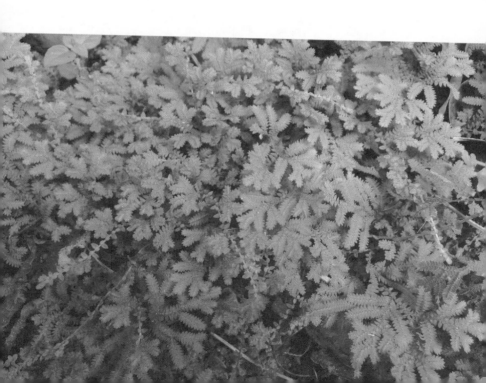

▶ 墨旱莲

【别　　名】旱莲草、墨斗草、墨草、墨菜、黑墨草、田乌草。

【来　　源】为菊科植物鳢肠 *Eclipta prostrata* (L.) L. 的地上部分。

【识别要点】一年生草本。全株被白色粗毛，折断后流出的汁液数分钟
　　　　　　后即呈蓝黑色。叶对生，叶片线状椭圆形至披针形，全缘
　　　　　　或稍有细齿。头状花序腋生或顶生，舌状花白色，管状花
　　　　　　黄绿色。瘦果。花期 7 ～ 9 月，果期 9 ～ 10 月。

【生境分布】生于路边、湿地、沟边、河边或田间。全国各地均有分布。

【性味功能】味甘、酸，性凉。补益肝肾，凉血止血，养阴清热。

【用量用法】9 ～ 30 克，水煎服；外用鲜品适量，捣烂敷患处。

【使用禁忌】《得配本草》："胃弱便溏、肾气虚寒者禁用。"

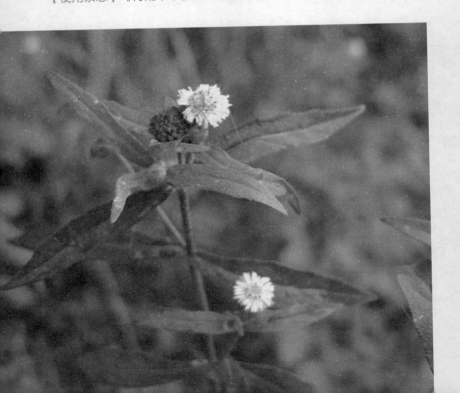

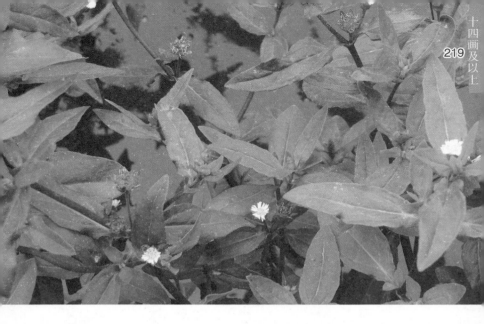

【民间验方】 1. 慢性肾盂肾炎：墨旱莲、生地、玄参各 30 克，麦冬 15 克，雌童子鸡 1 只，水炖服。

2. 白带异常、梦遗：墨旱莲 60 克，白果 14 粒，冰糖 30 克，水煎服。

3. 小儿夏季热：墨旱莲、水蜈蚣、地稔叶、铁苋菜、鸡眼草各 30 克，水煎服，或捣烂绞汁分次服。

4. 急性结膜炎：鲜墨旱莲、紫花地丁、匍伏堇各适量，捣烂外敷，每日 3 次。

5. 预防稻田性皮炎：墨旱莲草适量，捣烂外搽手脚，至皮肤稍现黑色，待干后即可下田劳动，下田前、后各搽 1 次。

【典籍说药】 1.《本草经疏》："鳢肠善凉血。须发白者，血热也，齿不固者，肾虚有热也；凉血益血，则须发变黑，而齿亦因之而固矣。故古今变白之草，当以兹为胜。"

2.《本草求真》："为止血凉血要剂。是以血痢煎膏用之，其血即止；须白汁涂，变白为黑；火疮发红，其红即退；齿牙动摇，擦之即固；合冬青子名二至丸，以补肝肾。"

3.《本草正义》："但纯阴用事，非阳盛之体，不应多用，脾虚泄泻尤忌。凡劳怯诸症，阴虚火旺者，不可以此等阴药专治其标，须与补中健脾之剂，相辅成功，乃为万全无弊之策。"

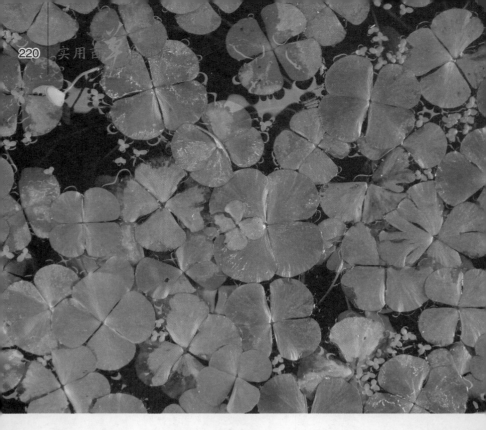

▶ 蘋

【别　　名】大萍、田字草、四叶萍、萍、青萍、十字草。

【来　　源】为蘋科植物蘋 *Marsilea quadrifolia* Linn. Sp. 的全草。

【识别要点】水生草本。根状茎细长横走，顶端被有淡棕色毛，茎节远
　　　　　　离，向上发出一至数枚叶子。叶片由 4 片倒三角形的小叶
　　　　　　组成，呈十字形。孢子果双生或单生于短柄上，而柄着生
　　　　　　于叶柄基部，长椭圆形。夏、秋生孢子。

【生境分布】多生水田或浅水的沟塘中。全国各地广泛分布。

【性味功能】味甘，性寒。清热解毒，利水消肿，除烦安神。

【用量用法】15~30 克，水煎服；外用鲜品适量，捣烂敷患处。

【使用禁忌】《本草省常》："服甘草者忌之。"

【民间验方】1. 湿热黄疸：鲜蘋30~60克，鲜黄疸草30克，水煎，酌加白糖调服。

2. 咽喉炎：蘋30克，水煎，酌加蜂蜜调服；或鲜蘋适量，揉烂，置米醋中稍浸泡，取出含服。

3. 小儿夏季热：鲜蘋30克，鲜荷叶半张，水煎代茶。

4. 结膜炎、牙龈肿痛：蘋30克，水煎服。

5. 多发性脓肿：鲜蘋、槐叶蘋、半边莲、三叶鬼针草各等份，捣烂敷患处。

6. 疔疮肿痛：鲜蘋适量，冷饭或食盐少许，捣烂敷患处，每日换药2~3次。

【典籍说药】1.《医林纂要·药性》："除烦，解热，消痰，行水。"

2.《天宝本草》："清心解热，去火毒。治蟠疮，敷疮，拨云散雾。"

3.《分类草药性》："治妇女红崩白带，月经不调，退火消肿。"

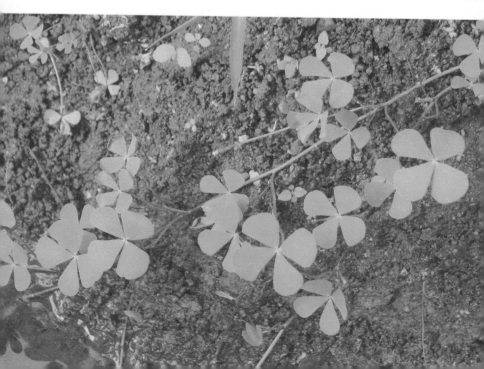

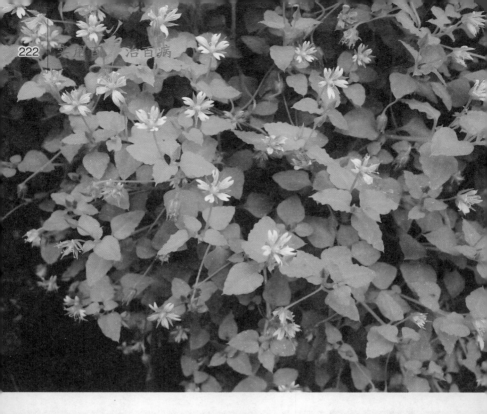

▶ 繁 缕

【别　　名】鹅肠菜、五爪龙、和尚菜、圆酸菜。

【来　　源】为石竹科植物繁缕 *Stellaria media* (L.) Vill. 的全草。

【识别要点】一年生或二年生草本。茎纤弱平卧，茎表一侧具1列短柔毛，
　　　　　　其余部分无毛。叶对生，卵形或卵圆形。花单生枝腋或成
　　　　　　顶生的聚伞花序；花瓣5，白色，短于萼；花柱3枚。蒴果。
　　　　　　花期2~5月，果期5~6月。

【生境分布】生于田间、路旁及溪边草地。全国大部分地区均有分布。

【性味功能】味微苦、甘、酸，性凉。清热解毒，活血去瘀，凉血止血，
　　　　　　下乳。

【用量用法】15~30克，水煎服；外用鲜品适量，捣烂敷患处。

【使用禁忌】孕妇慎服。

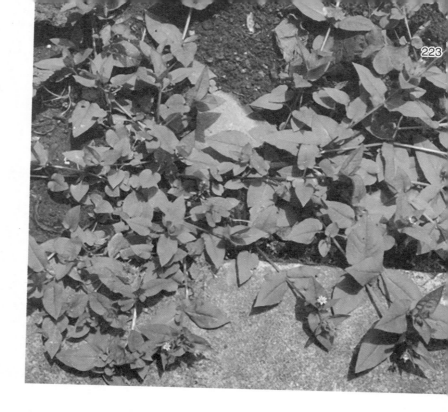

【民间验方】 *1.* 痢疾：鲜繁缕、马齿苋、地锦草各 30~60 克，红痢加白糖、白痢加红糖，水煎服。

2. 肺热咯血：繁缕 60 克，鱼腥草、苧茎、白茅根各 30 克，麦冬 15 克，黄芩 10 克，水煎服。

3. 高血压：繁缕、荠菜、夏枯草各 30 克，水煎代茶。

4. 急、慢性阑尾炎、阑尾周围脓肿：繁缕 120 克，大血藤 30 克，冬瓜子 18 克，水煎服。

5. 急性乳腺炎：繁缕、蒲公英各 30 克，水煎服，渣捣烂敷患处。

【典籍说药】 *1.*《名医别录》："主积年恶疮不愈。"

2.《药性论》："主治产后血块，炒热和童子小便服良。"

3.《滇南本草》："补中益气，消痰，止头痛，头目眩晕，利小便，治肝积肥气，止玉茎疼痛，治劳淋，赤白便浊，妇人赤白带下。"

▶ 爵 床

【别　　名】小青草、六角仙、六角英、麦穗红、麦穗癀。

【来　　源】为爵床科植物爵床 *Justicia procumbens* Linnaeus 的全草。

【识别要点】一年生草本。茎多倾斜分枝，方形，被细毛。叶对生，叶片卵形、长椭圆形或阔披针形。穗状花序；花淡红色或紫色。蒴果。花期 8 ~ 11 月，果期 10 ~ 11 月。

【生境分布】生于旷野草丛、路旁、水沟边、山坡林间较阴湿处。分布于山东、江苏、浙江、江西、福建、台湾、湖北、湖南、广东、广西、四川、云南等地。

【性味功能】味苦、咸、辛，性寒。清热解毒，利湿消积，活血止痛。

【用量用法】15 ~ 30 克，水煎服；外用鲜品适量，捣敷，或煎水洗浴。

【使用禁忌】脾胃虚寒者及孕妇慎服。

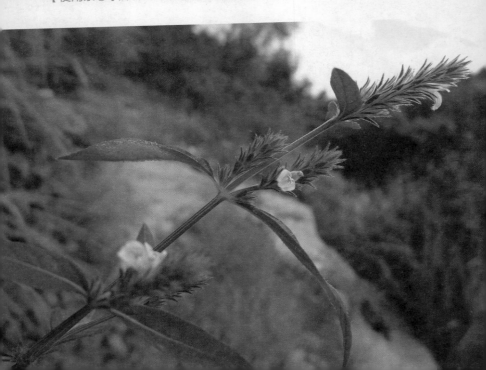

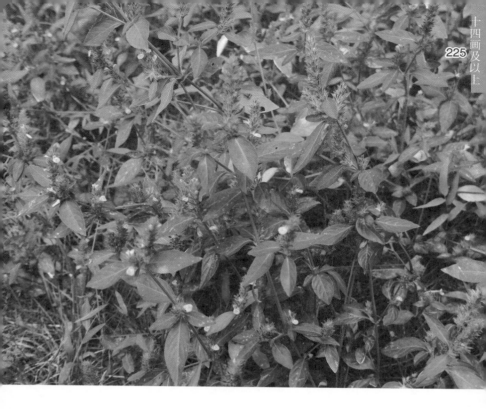

【民间验方】 *1.* 中暑：鲜爵床、积雪草各 120 克，捣汁，加食盐 3 克，
分次服。

　　2. 流行性感冒：爵床、白英、一枝黄花各 30 克，水煎服。

　　3. 扁桃体炎：爵床 24 克，三叶鬼针草 30 克，蟛蜞菊 15 克，
山豆根 9 克，水煎服。

　　4. 小儿夏季热：爵床、车前草、鱼腥草各 30 克，半边莲
15 克，水煎或鲜草捣烂取汁调蜂蜜服。

　　5. 毒蛇咬伤（青竹蛇咬伤尤效）：鲜爵床 1500 克，鲜半
边莲 1000 克，捣烂敷患处；另取鲜爵床、半边莲各 250
克，绞汁服。

【典籍说药】 *1.*《神农本草经》："主腰脊痛，不得着床，俯仰艰难，除热，
可作浴汤。"

　　2.《本草纲目》："治血痢腹痛，研汁服，解蛇毒。"

　　3.《本草纲目拾遗》："理小肠火，治小儿疳积，赤目肿痛，
伤寒热症，时行咽痛。"

▶ 蟛蜞菊

【别　　名】卤地菊、蟛蜞花、龙舌草、黄花龙舌草。

【来　　源】为菊科植物蟛蜞菊 *Sphagneticola calendulacea* (L.) Pruski 的全草。

【识别要点】多年生匍匐草本。叶对生，椭圆形、长圆形或线形，基部狭，先端短尖或钝，全缘或有 1～3 对疏粗齿，两面疏被贴生的短糙毛。头状花序，单生于枝顶或叶腋内；舌状花 1 层，黄色，舌片卵状长圆形；管状花较多，黄色。瘦果。花、果期 3～9 月。

【生境分布】生于路旁、田边、沟边或湿润草地上。分布于我国南部、东部及东北部。

【性味功能】味微苦、甘，性凉。清热解毒，凉血止血，化痰止咳。

【用量用法】15～30 克，水煎服；外用鲜品适量，捣烂敷患处。

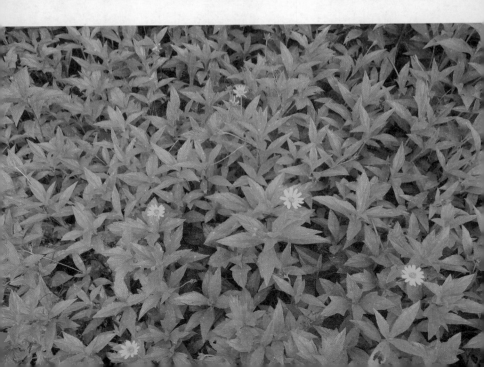

【使用禁忌】孕妇慎服。

【民间验方】*1.* 痢疾：蟛蜞菊30克，鹅掌金星、金锦香各15克，水煎服。

2. 牙龈红肿疼痛、发热、口渴：蟛蜞菊30克，栀子根6克，水煎服。

3. 急性扁桃体炎：蟛蜞菊、三叶鬼针草、马兰各15克，一枝黄花9克，水煎服。

4. 急、慢性咽炎、喉炎：蟛蜞菊、三叶鬼针草、爵床各30克，水煎服，亦可加蜂蜜调服。

5. 疔疮疖肿、无名肿毒：鲜蟛蜞菊30～60克，水煎服；另取鲜全草适量，捣烂敷患处。

【典籍说药】《生草药性备要》："散疮，清热，咄脓，穿疮，并痹、痔。其根能脱牙。其花白者治跌打，散瘀血，亦治苦伤。"

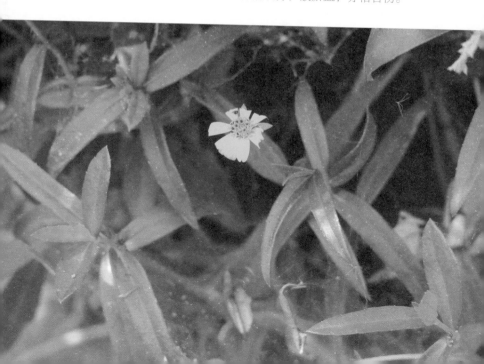